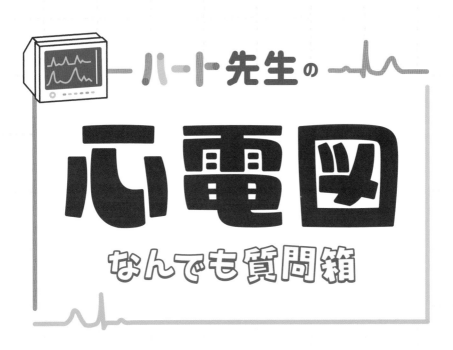

ハート先生の心電図なんでも質問箱

市田 聡

照林社

はじめに

　私自身、もともと大阪大学病院から国立循環器病センター（現：国立循環器病研究センター）で臨床検査技師として長らく心臓病診断検査を行ってきました。

　なかでも国循時代は主に心臓カテーテル検査を担当していたため、臨床検査部門ではなく放射線科の部門に所属し、しかも、そこでは医師（内科、小児科、放射線科など）、看護師、診療放射線技師、それに臨床検査技師が集まり診療を行っている、まさにチーム医療そのものでした。

　私は、そこで、看護師の皆さんが、特に苦手としている診断情報が心電図であることを知り、そのために、できる限りわかりやすく心電図や血圧などの講義を定期的に行ってきました。

　その経験から、今から25年ほど前から広く全国の看護師の皆様に向けて動画教材を使った教育セミナーを開催し、多くの方々に参加していただき、「ハート先生の心電図セミナー」として広く知っていただいています。

　ただ、セミナーに参加し、そのときはわかったつもりになっても、病院に戻ってモニター波形を眺めてみると、またわからなくなってしまう、という意見も私のもとに多く届きました。

　そこで、私宛の心電図質問コーナーとしての専用メールアドレスを設け、心電図や関連事項についての質問を受け、その回答を送るようにしたところ、多くの質問が寄せられました。メールで届いた「生の質問」は、まさに現場の声そのもので、同時に多くの皆さんが抱えている疑問でもあると思います。

　今回、照林社書籍編集部の皆様のご協力で、それらの質問や疑問と回答を整理してまとめ、書籍として出版することとなりました。

　この本は一般の心電図解説本と違い、ご自身が関心のある、あるいは疑問に思っていた事柄のページから読んでいくことができます。1つの疑問が解決すると、また、別の疑問が生まれることもあります。すると、また、それに関連する事柄のページを開き学習できます。そのような方法で、心電図や関連事項の理解が深まっていくことが期待できます。

　現場からの「生の声」にもとづいた、この問答集を読んでいただき、皆さんの心電図に関する悩みが少しでも解決できることを願っています。

2024年1月

一般社団法人 心臓病検診推進センター センター長
ハート先生こと
市田　聡

CONTENTS

Q モニター心電図 に関すること

Q ペースメーカ心電図 に関すること

Q 虚血性心疾患と心電図変化 に関すること

Q その他のこと

装丁・本文デザイン・図版制作：熊アート　編集制作・DTP：エイド出版　イラスト・図版制作：心臓病看護教育研究会

Q.1

サイナスリズムとは規則的で一定のリズムで繰り返されていることですよね？　一定のリズムでも脚ブロックの場合はサイナスといわないのですか？　記録上にはどのように書いたらよいのですか？

A

　サイナスリズム（洞調律）とは、洞結節の号令が心房、房室結節、心室へと伝わり、それによって心房、心室が正しく仕事を行い、P-QRS-Tと心電図波形がそろっていて規則的に繰り返されている状態を指します。

　そこで脚block（ブロック）を伴うような場合、調律という点では洞調律ですが、伝導路障害があると、それは脚ブロックという心電図異常です。そのため、記録には「脚ブロック（右脚あるいは左脚）で調律は正常」というような書き方になるかと思います。

関連する項目　Q.28

<正常洞調律（normal sinus rhythm）>

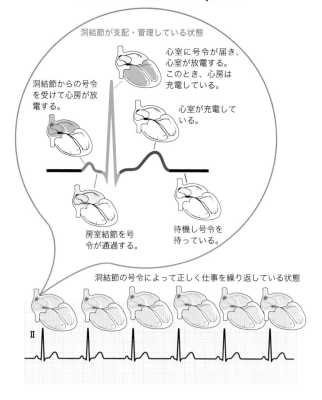

洞結節が支配・管理している状態

心室に号令が届き、心室が放電する。このとき、心房は充電している。

洞結節からの号令を受けて心房が放電する。

心室が充電している。

房室結節を号令が通過する。

待機し号令を待っている。

洞結節の号令によって正しく仕事を繰り返している状態

II

6

Q.2

心房頻拍 と 洞性頻脈 の見分け方は？
波形を見ても、いまいち区別がつきません…。
T波とP波が重なっていたらわからなくなります。

　洞性頻脈も心房頻拍〔発作性心房頻拍（＝PAT）〕も、脈が速まるという点では似たような現象です。ただし発生機序が異なり、洞性頻脈は洞結節の号令回数が増えている状態で、交感神経の緊張によって生まれます。そのため脈の速まり方は徐々に起こります。

　一方の心房頻拍は、心房内での異所性興奮という心房内で発生した期外収縮（早期収縮）が連続するもので、脈はいきなり速くなります。また、心拍数は、洞性頻脈の場合、特に成人だと拍数は100〜160/分程度で収まりますが、心房頻拍では120〜250/分と高頻拍になりやすいことも特徴です。

　また頻拍が治まる場合、洞性頻脈は徐々にレートが下がっていきますが、心房頻拍は突然、正常レートに戻ります。

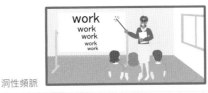

洞結節は頻繁なメッセージを発していて、スタッフもがんばって仕事をこなしている。

洞結節の刺激発生頻度が100/分を超える

洞性頻脈

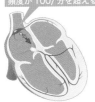

発作性心房頻拍

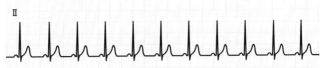

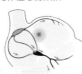

え〜速っ

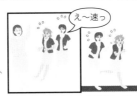

心房のスタッフらが突然、頻繁な仕事を繰り返す。

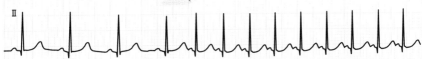

モニター心電図

Q.3

心房細動の略語はafかAfか、どちらですか？両方書いてある本もありました。afとAfで使い分けることがあるのですか？　粗動はAFですよね。

以前は心房細動は小文字のaf、心房粗動は大文字のAFと表記していました。

しかし、ここ最近では、大文字と小文字での区別ではなく、心房粗動はatrial flutterでAFLと略し、心房細動はAF（小文字のafでもかまいません）と記します。

粗動はflutter（フラッター）、細動はエーエフと表現します。

関連する項目 Q.13

心房は250〜350/分の頻繁な興奮を繰り返している。

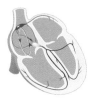

心房粗動（AFL）

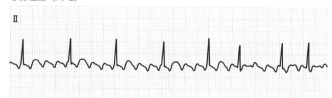

心房は350/分を超えてしまっている。

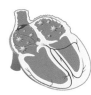

心房細動（AF）

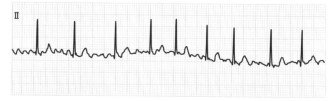

心房細動の心電図上の特徴は、P波が消失、f波（細動波）の出現、R-Rが一定とならず変動しやすいことなどです。

Q.4

現在 **AF brady** の患者さんで、「 **R-R** が一定になるようだったらブロックの可能性がある」と医師に言われました。どう理解したらよいですか？

Ⓐ
　心房細動（AF）に完全房室ブロックが加わると徐脈で、かつR-R間隔は一定になります。

　完全房室ブロックは房室伝導が完全に途絶えた状態で、心房からの号令は心室には伝わらなくなります。そこで心室側では独自に仕事の号令を発することになるのですが、その数が正常拍数には届かず、せいぜい30/分程度かそれ以下になるため、徐脈を示し、かつR-R間隔は一定になります。このような場合には、まずペースメーカを使用します。

　心房細動時にはVVIのモードを使用します。

関連する項目 Q.27

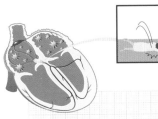

房室伝導が途絶えると、心房側の号令は心室側には届かなくなります。すると心室の自動能によって心室側は独自に仕事を行います。ただ、心室側で発する号令の回数は30/分以下程度であって、そのため徐脈になります。

25mm/秒

f波

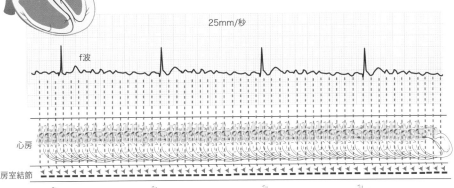

心房

房室結節

心室

Q.5

AF 時、モニターの 心拍数 と 脈拍数 に違いがあったとき、カルテにどんなふうに記載すればよいですか？

A

　心房細動（AF）では心電図R波の数である心拍数と、橈骨の脈で数える脈拍数が合わなくなり、心拍数に比べて脈拍数が少なくなります。そのような場合には、両方の数を書き留めておくことが必要です。

　脈の数が心拍の数に比べて少なくなればなるほど、心臓自身の仕事が正しくできていないことを意味します。

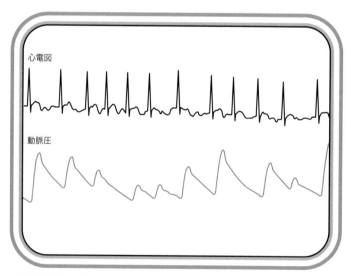

心電図R-R間隔の変動に合わせて血圧（脈）も変動しやすいことが特徴です。

Q.6

AFタキ (頻脈性心房細動) では、どのような危険を考えればよいのでしょうか？ 先輩たちが「AFタキだから飛ぶ危険があるわね」と話していたのですが、よくわかりません。

A

　心臓 (左室) が血液を蓄える場合、左房側から左室側へ急速に充満され、その後、ゆるやかに充満され、最後は心房収縮によって十分な血液が送り込まれます。しかし、心房細動では心房が収縮できなくなり、そのぶんがまず少なくなってしまっています。

　それに加えて、頻脈傾向になると、血液を蓄える時間がますます少なくなり、結果、送り出す量が減少します。一方で、頻脈状態では心筋は多くの酸素を消費していて、たくさんの血液を必要とします。ところが、送り出す量が減少することで虚血状態に陥りやすくなり、これが心不全をまねく1つの原因になります。

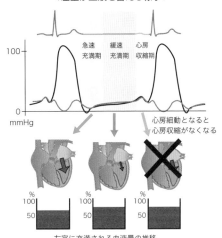

＜左室が血液を蓄える様子＞

急速充満期　緩速充満期　心房収縮期

mmHg

心房細動となると心房収縮がなくなる

左室に充満される血液量の推移

関連する項目 Q.11

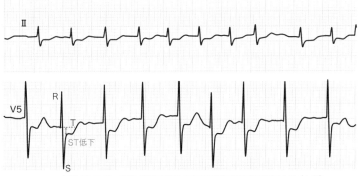

＜AFで頻脈傾向に陥った例＞

Ⅱ

V5　R　T　ST低下　S

通常のモニター誘導（第Ⅱ誘導）ではST変化が明瞭ではないが（上段）、V5では明らかに変化が認められる（下段）。

Q.7

AF で **ジギタリス** を使うと徐脈になりますが、なぜ **VPC** ※（心室性期外収縮）が発生しやすくなるのですか？

A

　心臓の心筋細胞は放電（脱分極）と充電（再分極）が基本的な仕事で、そこでナトリウム（Na）やカリウム（K）、カルシウム（Ca）などの電解質の助けを借りて行います。その後、細胞内に蓄積したNaはNa-Kポンプという機構で元の状態に戻されます。

　このときアデノシン三リン酸（ATP）がアデノシン二リン酸（ADP）に変化するときのエネルギーが使用されますが、この変化をジゴキシンは阻害します。それによってNa-Kポンプという仕事にブレーキがかかり、Caが細胞内に蓄積されます。

　ここでCaは心筋の収縮に関与し、Caがとどまることで心筋の収縮力が増大します。しかし、それが強く起こりすぎると、逆に期外収縮のような不整脈を発生しやすくなるため、注意が必要です。

※ PVCとも略す

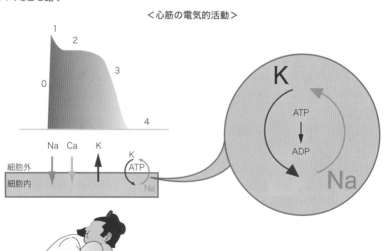

＜心筋の電気的活動＞

心筋は Ca を使ってがんばります。
しかし、がんばりすぎると、体調不良をきたすことがあります。

Q.8

68歳、既往に狭心症、高血圧があり、今回 脳梗塞 を起こした患者さんです。脳外科的には落ち着いたものの、 AF の発作がしばしばあります。よくみると、HRに波があり、70ぐらいから急に130台となったりします。医師に報告すると「様子をみていいよ」と言われました。本当に放置しててよいものなのでしょうか？　たしかに患者さんは胸部不快などの訴えはありません。
また、AF自体は治療しなくても大丈夫なのでしょうか?

心房細動（AF）で最も問題となる点は、心房が収縮できなくなることで起こる血栓形成です。特に左房側に血栓ができると、それが左室、大動脈、頸動脈から頭部へと飛び、脳梗塞を併発します。

それを防ぐために抗血栓療法としてワーファリンやヘパリンなどが使われます。また、心房細動で頻脈傾向に陥ると、心不全をまねく原因になります。1つのめやすとして、心拍数が120/分を超える状態が続くと心不全の危険性が高まります。そのために脈を速めないレートコントロールという対策がとられ、ワソランやジギタリスなどが使われます。

しかし、血栓防止の対策がとられていて、レートコントロールができていれば心房細動そのものは、予後はそう悪くはないともいわれています。

ともかく、血栓の防止と脈を速めない対策をとることが大切です。

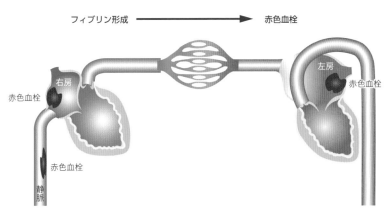

血栓は血流が比較的ゆるやかな、静脈血管内や心房内などの場所に発生しやすいです。

Q.9

弁置換術後 は、なぜ AF が起こりやすいのですか?

A

　もともと、弁膜症、特に僧帽弁の狭窄がある患者さんは、心房細動（AF）をきたしやすく、術前から心房細動である場合も少なくありません。これは左房に対する負担（僧帽弁を血液が流れにくいために、圧力の負担が左房側に絶えず加わる）が心房の拡大を生み、それによって左房が伸展し、心房細動が生じやすくなります。大動脈弁の置換術を行う（大動脈弁狭窄、閉鎖不全症）場合も、同時に僧帽弁に障害を伴う場合が多く、そのためにAFになるケースが多くみられます。

　また開心術で心筋、特に心房にメスを加え傷ができることによって、心房細動をまねく場合もあります。

<僧帽弁の構造>

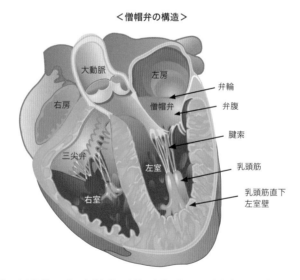

僧帽弁の構造はやや複雑で、弁の支持組織の弁輪、実質の弁である弁腹（べんぷく）、それを引っ張る腱索、支える乳頭筋、その下にある左室などによって構成されています。この弁に狭窄や逆流が起こると、その上部にある左房に負担を与え、それによって心房細動をまねきやすくなります。

Q.10

chronic AF とは何ですか？

chronic AFとは慢性心房細動のことで、長期に持続している心房細動です。

心房細動が突然起こり、自然に治まる場合を、発作性心房細動（paroxysmal AF：PAF）といいます。自然には停止しないが薬剤などによって停止できるタイプを持続性心房細動（persistent AF）、さらに、薬剤や他のあらゆる方法でも停止できない場合を、永続性心房細動（permanent AF）と表現します。

このなかで慢性心房細動（chronic AF）と永続性心房細動（permanent AF）は同様のタイプに扱われていたのですが、およそ1年以上持続した心房細動は、最近では長期持続性心房細動（long-standing persistent AF）と表現しています。

関連する項目 Q.14

<心房細動の様子>

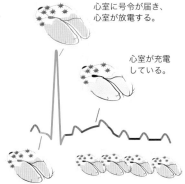

心室に号令が届き、心室が放電する。

心室が充電している。

頻繁な心房興奮が、たまたま通過できる。

心房は興奮しているが、その号令は心室に伝わらない。

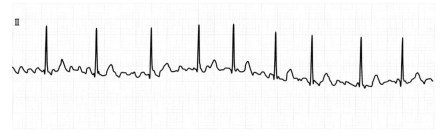

Q.11

以前ハート先生のセミナーで、「 PAF はもとも
と SR から始まり、 AFタキ はもともとが AF からく
る」と聞いたのですが、もう少し教えてください。

A

　あらためて説明しますと、もともと心房細動（AF）の患者さんの脈が速まった場合
を、AFで頻脈状態、AFでタキといいます〔頻脈（tachycardia）〕。それに対して、洞調
律の患者さんがいきなりAFになった場合は、発作性心房細動（paroxysmal atrial
fibrillation：PAF）といいます。

関連する項目 Q.6, 12, 14

もともとAFで、その脈が速まった状態は**AFで頻脈（AFでタキ）**

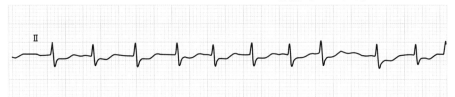

洞調律からいきなりAFになり、またそれが洞調律に戻ってしまう、これが PAF

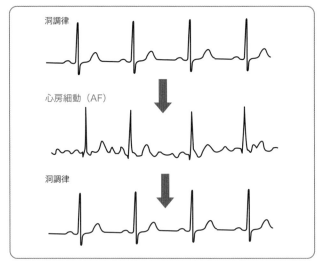

この場合、洞調律に戻るのは１分でも１時間でも１日でもかまわないのです。

Q.12

AF から **サイナスリズム** に変化したときの12誘導心電図では、どのようなことがわかりますか?

A

突然、心房細動 (AF) に陥り、その後洞調律 (サイナスリズム) に戻るタイプを「発作性心房細動 (paroxysmal atrial fibrillation：PAF)」といいます。このとき12誘導心電図が撮れていると、モニター波形に比べてP波の観察がしやすいため、心房細動が回復し、サイナスに戻った際のP波の形を正しく見ることができます。それによって、本当に洞結節から指令が出たのか、あるいは房室結節が代わりとなって戻ったのか、の判定もできます。

なぜなら、心房細動が治まるとただちに洞結節が号令を発しますが、もし洞結節の能力も低下したり (洞不全を伴う場合)、すぐに洞結節が号令を発しない場合には、房室結節が代わりを務めることがあります。

そのような場合には、洞機能の低下も判断できます。

関連する項目 Q.14

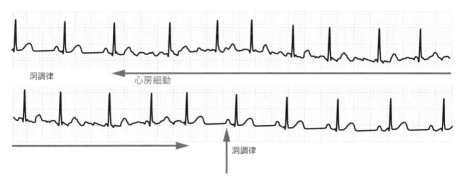

洞調律　　　←　　　心房細動

→　洞調律

洞調律に戻った際、正常なP波が登場したかによって、洞機能の状態も把握できます。

Q.13

1年目の看護師です。
よく申し送りで「 3:1 の フラッター がみられました」
などと言われるのですが、フラッターとは何ですか?

フラッター (flutter) とは粗動を意味します。これは心房粗動（AFL）で、心房が1分間に250〜350回程度、興奮している状態で、このときに発生する波はP波といわずF波と呼びます。

例えば3:1ということは、粗動のF波が3個出現するなかの1個が心室側に伝わっている状態を示します。心房粗動の原因は、主に右房内を大きく旋回するリエントリーという回路の形成と考えられています。

右房内に原因個所をもつということで、肺疾患や心膜炎、虚血、あるいは右房に何らかの瘢痕を残す心臓外科手術後などで発生することも知られています。

関連する項目 Q.3

心室に号令が届き、
心室が放電する。

心室が充電
している。

心房は250〜350/分
の頻繁な興奮を繰り返
している。

心房興奮の3つに
1つが房室結節を
通過している。

心房は興奮しているが
心室に伝わっていない。

Ⅱ

3:1伝導

Q.14

PAF とは何ですか？

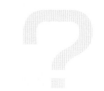

 PAFとは発作性（paroxysmal）心房細動（AF）の意味で、洞調律（サイナス）が突然心房細動に陥り、かつ、また元の洞調律に戻るタイプをいいます。器質的な心疾患がないもので起こることも多く、最近増えつつある心房細動の種類の１つです。

　洞調律に戻るため、比較的安全ですが、１つ注意点があります。それは心房細動に陥ったことによって心房内に血栓ができる場合があり、もし、血栓が左房に形成されると、それが飛んでいくことで脳の血管を詰まらせて脳塞栓症を発生することがあります。

　もし血栓が形成された場合、心房細動では心房は収縮運動がほとんどできないため、血栓は心房内の壁についていてとどまっていることがあるのですが、洞調律に戻ると心房が収縮運動を始めることで、血栓が飛ぶ原因となります。よって、PAFの場合、特にAFが持続する時間が長い場合には、血栓防止のための抗血栓薬（ワーファリンなど）を使用します。

関連する項目 Q.11, 12

左房内に血栓があるかどうかの判定に最も有効な診断方法が心エコー検査

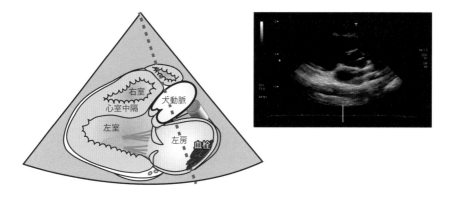

Q.15

先天性心疾患の術後 の患者さんで一過性にHRが180〜200/分の頻脈が起こることがありました。医師はJETではないかと話していましたが、はじめて聞く言葉で、よくわかりませんでした。 JET とはどのような頻脈ですか？ PSVT や PAT との違いは？ また、心電図ではどのような違いがあるのでしょうか？

A

　JET（junctional ectopic tachycardia）とは房室接合部性頻拍の意味で、小児の心臓手術後、ときに発生することがあります。これは心臓手術によって房室結節や、その周辺の刺激伝導路系に何らかの損傷が起こり、それによって自動能の亢進が原因で起こる頻拍と考えられています。

　また、心電図の特徴から発作性上室性頻拍（paroxysmal supraventricular tachycardia：PSVT）と似た形態を示します。しかし、PSVTは、その原因がリエントリー回路という頻拍を発生する基地があって生まれるタイプが多く、JETは自動能の亢進という別な機序で発生するもので、治療方針が異なります。

　一般のPSVTではワソラン（ベラパミル塩酸塩）というCa拮抗薬をよく使用します。これは房室結節に作用し、房室伝導を抑えることでそこにある頻拍を止めることができます。一方のJETは、自動能の亢進が原因ということから、例えばアンカロン（アミオダロン）のようなカリウム（K）チャネルブロッカーを使用します。このアンカロンはKの仕事を抑える効果を有し、心筋が電気的エネルギーを蓄える（充電―再分極）際に必要な電解質です。この仕事を抑えると、心筋は頻繁な仕事ができなくなり頻拍が治まります。ただ、なかなかコントロールできないこともあり、小児の術後の問題点の1つとなっています。

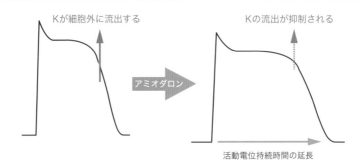

Kが細胞外に流出する

Kの流出が抑制される

アミオダロン

活動電位持続時間の延長

アンカロン（アミオダロン）は抗不整脈薬のVaughan Williams分類のⅢ群に属する薬です。
このグループの特徴は、Kチャネルという細胞内から細胞外へKが出ていく部分に抑制を加え、その結果、心筋の活動電位の持続時間を延長させるはたらきがあります。
心筋の活動電位持続時間が延長するということは、心筋が仕事を行っている時間が延長することを意味し、その結果、心筋の不応期という、心筋が仕事を受けることができない時間が延びることになります。

Q.16

PAT と PSVT の波形の見分け方はありますか。

　頻拍とは、期外収縮がきっかけとなり、それが連続するものをいいます。

　例えば、心房性期外収縮が連続すると発作性心房頻拍（paroxysmal atrial tachy-cardia：PAT）と表現します。

　また、心房あるいは房室接合部あたりで発生し、P波は明瞭ではないもののQRS波形が、元の形と変わらない正常な幅を示す場合を、上室性頻拍といいます。この不整脈は突然起こり、また突然停止することもしばしばで、このような特徴を発作性といいます。

　モニター心電図上の特徴は、まず脈（心拍）が突然速まり（心拍数が150/分を超える場合が多くあります）、かつ心電図波形のQRSは元の形から大きく変わっていないことです。QRSの前に先行するP波を認めた場合、発作性心房頻拍（PAT）と表現します。もし、QRSの前にP波を認めない、あるいははっきりとしない場合には発作性上室性頻拍（paroxysmal supraventricular tachycardia：PSVT）と判断します。

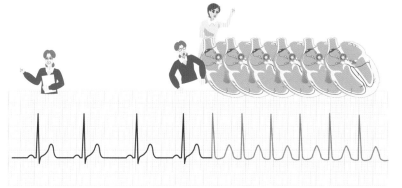

心房内あるいは房室接合部周辺で、突然頻繁な号令が発せられ頻拍となります。

Q.17

PSVT と AFL の見分け方を教えてください。

A

　基本的には心房のレートで見分けます。心房レートが250以内であれば心房頻拍、250以上であると心房粗動（AFL）となります。心房粗動の場合には2：1、4：1などの伝導を示す場合が多く、そのようなときにはF波（のこぎりの歯のような波形）が観察できます。

　高頻度の拍数を数えるには1500の計算を使うと比較的容易にできます。心電図を記録紙に描き、その目盛を使って計算する方法です。これは仮に心電図の記録紙の1mm間隔に波形が出現していると、その心拍数は1500/分になるという関係です。ということは、2mm間隔に出現すると、1500の半分になるため750、3mm間隔だと500、4mm間隔では375という数になります。

　この関係から、発作性上室性頻拍（PSVT）は心房（上室）レートが250までということは、波形の間隔が6mmないし、それ以上になります。一方の心房粗動では300程度の心房レートを示すことが多く、5mm間隔をとることが、よくあります。

発作性上室性頻拍（PSVT）

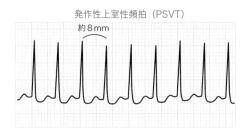

約8mm

PSVTの場合、心房興奮のすべてが心室側に伝わることが多く（これを1：1伝導といいます）心室のレート、すなわち心拍数が心房興奮数となり、この場合の心房レートは1500÷8≒187になります。

心房粗動（AFL）

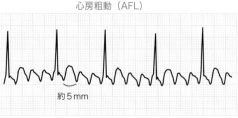

約5mm

AFLでは心房のレートが 300/分程度になりやすく、そのため F 波（心房興奮波）は 5mm 間隔をとることが多いです（1500÷5＝300）。もし粗動で2：1伝導を示す場合、心室レートは 150/分になります。

Q.18

WPW症候群 の自覚症状はどのようなものがありますか？　放置していたらどうなるのでしょうか？

　WPW症候群とは生まれつき心房と心室の間にKent（ケント）束という通路を抱えもっている病気です。本来の心房と心室の交通路は房室結節ですが、それとは別にKent束という、電線のような性質の通路を併せもっています。普段はまったく何の自覚症状もなく、大きな問題にはなりませんが、この電線のような性質の伝導路ともともとの伝導路である房室結節が近場で共存することによって、頻拍発作を起こすことがあります。いわゆる発作性上室性頻拍（PSVT）のような発作を伴うことによる自覚症状が生まれます。

　頻拍をしばしばきたすことで精査すると、じつはWPW症候群であったと、この病気が発見できることがあります。

　さらにもう1つ、この病気の患者さんはときに心房細動（AF）をきたすことがあります。心房細動は心房の興奮回数が1分間に400回を超える、相当な高頻拍状態になるのですが、房室結節という通路が防波堤となって、その頻繁な心房興奮をすべては心室側に送らないという役割を担っています。ところがWPW症候群という病気が背景にあると心房細動に陥って、その頻繁な号令がKent束という電線を通過することで心室頻拍や、ときに心室細動という致死的な不整脈につながることがあります。このような危険性が高いWPW症候群と判断された場合には、カテーテル治療（アブレーション）の適応となります。

関連する項目 Q.43

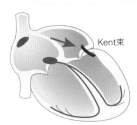

Kent束

生まれつき心房と心室の間に房室結節とは別の電線のような性質の通路が存在する疾患を早期興奮症候群と呼びます。このうち、Kent束という通路をもつ疾患をWPW症候群といいます。

これは、本来の伝導路とは別に、しかも電線のように速く伝える通路が存在することが特徴であるために、本来の房室結節（遅い通路）とKent束（速い通路）が共存すると、そこで頻拍を生む回路ができることになります。

WPW症候群＋心房細動

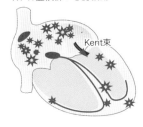

Kent束

WPW症候群に心房細動を伴い、心房内の頻繁な号令がKent束を通過し、心室側へ伝わると心室頻拍のような状態になります。これを偽性心室頻拍といいます。

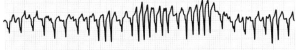

偽性心室頻拍の1例。一見すると心室頻拍だが、R-R間隔が変動している。

Q.19

スローVT とはどういうものですか？

A

　スローVTとは促進性心室固有調律（accelerated idioventricular rhythm：AIVR）の意味で、何らかの原因で心室の自動能が亢進し心電図のQRS波形が幅広い形に変わってしまう現象です。

　このときQRSの形が変化することで、一見すると心室頻拍（VT）のように見えることがありますが、心拍数が70〜120/分程度で頻拍にはなりません。ここが心室頻拍との鑑別点です。また、この不整脈自体は比較的安全なもので、特に治療を必要とするものでもなく経過観察で十分です。

関連する項目 Q.39

促進性心室固有調律　slow VT

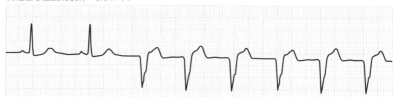

頻拍とはいえ、その程度が 70 〜 120bpmと比較的ゆるやか

「あっ！　大変だ」
ところが患者さんはケロっとしていました。

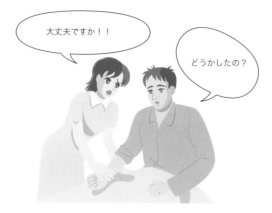

大丈夫ですか！！

どうかしたの？

モニター心電図

Q.20

トルサード・ド・ポアンツ とはどういうもので、なぜ起きるのですか。トルサード・ド・ポアンツと **VT** との違いは何ですか。

A

　トルサード・ド・ポアンツ (torsade de pointes：Tdp、棘波のねじれという意味) とは心室頻拍 (VT) の1つのタイプで、特徴は心電図波形がねじれたような形を示すことで、別名、多形性心室頻拍といいます。

　これは、元の心電図のQ-T時間が延長していることが背景にあり、Q-T延長による心室の再分極過程の変化が撃発活動を生むこととなると考えられています。その原因には電解質異常 (低カリウムや低カルシウム、低マグネシウム) があり、このVTは心室細動に移行することが多いとされています。

トルサード・ド・ポアンツ

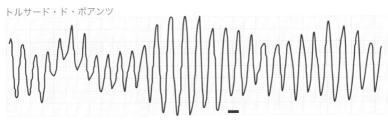

＜撃発活動 (triggered activity) ＞

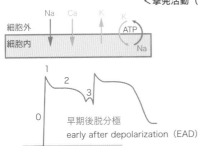

細胞外
細胞内

早期後脱分極
early after depolarization (EAD)

遅延後脱分極
delayed after depolarization (DAD)

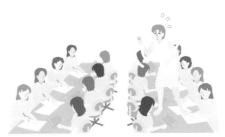

本来の立脚点　　　立脚位置が変わってしまい、落ち着きも失くす

撃発活動は心筋細胞の活動電位が、本来の基準レベルに戻る前、あるいは戻った直後に興奮閾値となり、そこから放電が行われる現象です。これはカルシウムイオンやカリウムイオンが関係し、特に充電する時間が延長するような場合に発生しやすくなります。

25

Q.21

心室細動 へ移行する際、モニター上などでの前駆症状を教えてください。その際の看護上のポイントなどがあれば教えてください。

A

　心室細動（VF）のような重症不整脈は、その前に何らかの心電図異常が起こっていることが多く、その代表は急性心筋梗塞で、STが高度に上昇しているような場合があります。あるいは心室頻拍（VT）で、しかも持続型という30秒以上続いているような場合にもVFにつながることがあります。またR on Tというタイプでも、ときにVFを引き起こす場合があります。

　カリウムの異常（特に高カリウム）やQT延長症候群なども原因になります。VFに陥いる可能性は、まずモニター心電図を観察し、頻繁な心室性期外収縮の発生やQT時間の延長を認めないかを確認することが必要です。また電解質（特にカリウムやカルシウム）の異常がないかのチェックも大切です。さらに急性心筋梗塞では常にVFにならないかのモニター監視が必要で、あるいはカテーテル治療（PCI）後、血流が再開した場合も、ときに重症不整脈を起こすことがあるので、PCI後のモニター観察も重要です。

＜急性心筋梗塞発症後、心室細動に陥った例＞

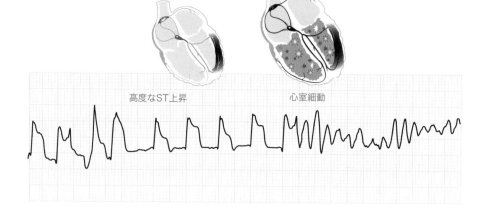

高度なST上昇　　　　　　　　心室細動

Q.22

電話で医師に **心室性の頻拍** か **上室性の頻拍** か聞かれましたが、わからず答えられませんでした。この2つの見分け方を教えてください。

　上室性と心室性は基本的にQRSの幅で判別します。QRS幅が2mm以内か、それを超えているかの違いです。ただし、モニター上で、明らかに違ってみえる場合には、両者の判別は比較的容易ですが、波形の変化の仕方によっては区別がつきにくかったり間違ったりする場合もあります。

　できれば上室性か心室性かを判断する場合、記録波形を使ってみたほうがより正確にできます。

　QRS幅が2mm以内かの判断を簡単に行うにはボールペンの尖端を使う方法があります。市販のボールペンの尖端部分はおよそ2mmの幅です。そのため、記録波形のQRS波にボールペンの先を当ててみて、およそ2mm以内であるか、それを超えているかで判断ができます。

<ボールペンを使った心電図波形の簡単な計測方法>

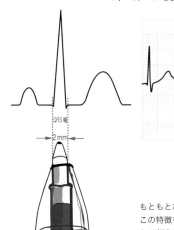

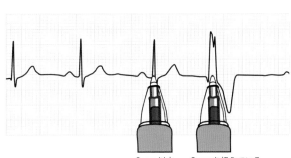

2mm以内　　2mmを超えている

もともとボールペンの芯の部分は径が約2mmです。
この特徴を使って心電図波形のQRS幅を簡単に計測し、正常か幅が広いものかの判定ができます。お勧めの方法です。

Q.23

洞房ブロック と 房室ブロック の違い（波形の
違い）がよくわかりません。

A

　洞房ブロックと房室ブロックとの違いは、**P波が規則的に存在するか**という点にあり
ます。

　まず洞房ブロックは洞結節の号令は出てはいるものの、それが心房内に伝わらない状
態で、P波が出現しません。一方の房室ブロックは、洞結節の号令によって心房は仕事
をしますが、房室結節を号令が通過できないため心室側に伝わらずQRSが続かない状態
です。そのため、PもQRSも出現せずに脱落する場合が洞房ブロックであり、Pは正し
く規則的に出てはいるもののQRSが脱落する場合が房室ブロック（特に、Mobitz Ⅱ型）
となります。

関連する項目 Q.24

洞房ブロック

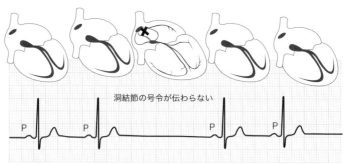

房室ブロック（Mobitz Ⅱ型）

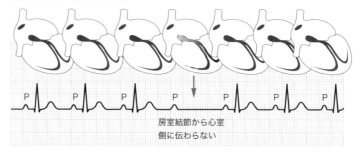

Q.24

洞房ブロック では洞結節が信号を送っても伝導がうまくはたらいていないと認識していたのですが、洞結節が信号を送っているのになぜP波が心電図上に現れないのですか？

A

　もともと洞結節の信号そのものは心電図波形に現れません。なぜなら洞結節の信号は小さな電気信号であるために波形として描くほどの大きさをもっていないからです。

　ただ、電気生理学的検査で、カテーテル電極を洞結節周辺に当てると記録できる場合もあるのですが、通常の体表面心電図では記録ができないのです。

　そのため、もし洞結節の信号が記録できれば、洞結節の信号が出ていても、それがブロックされ心房のスタッフが仕事をしない洞房ブロックと、洞結節の信号そのものが発せられない洞停止の区別がつきます。しかし、それができないために、洞結節の性格、すなわち規則的に信号を発するという性質を使って洞房ブロックと洞停止の区別をつけるのが一般的な方法です。

関連する項目 Q.23

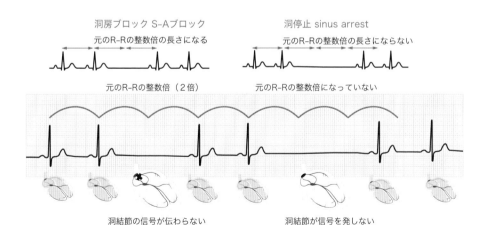

洞房ブロック S-Aブロック
元のR-Rの整数倍の長さになる

元のR-Rの整数倍（2倍）

洞結節の信号が伝わらない

洞停止 sinus arrest
元のR-Rの整数倍の長さにならない

元のR-Rの整数倍になっていない

洞結節が信号を発しない

Q.25

洞房ブロック と"けったい"は、同じものです
か？　違うものですか？

"けったい"は漢字で結滞と書きます。医学的には、欠滞と記す場合もあります。これ
は脈が1拍抜ける現象で、不整脈時にしばしばみられる現象です。例えば、ご指摘の洞
房ブロックで起こります。あるいは心室性期外収縮や房室ブロック（特にⅡ度の場合）
にも認められます。
　脈を触知し、脈の欠損である結滞を認めた場合、何らかの不整脈が発生していると基
本的に判断できます。

心室性期外収縮が発生した場合、期外収縮のR波と直前の心電図R波との時間間隔が短くなるにつれて、血圧が上
昇しにくくなります（結滞）。
下記の例では、最初の期外収縮（画面の左端）では、期外収縮のR波と、その前の正常心電図R波との間隔は、比
較的、正常間隔近くに保たれており、そのときの血圧は上昇しています。しかし、その後の期外収縮では、順に期
外収縮のR波と、その前の正常心電図R波との間隔が短くなり、発生する血圧も順次低下しています。
この原因は、期外収縮R波と、その前の正常心電図R波との間隔が短くなることで、心室の拡張時間が短縮し、そ
れによって左室に充満される血液量が低下する結果、送り出される血液量（1回拍出量）が減少するためです。

心室性期外収縮

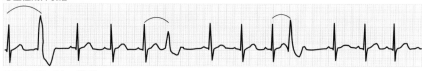

動脈圧（脈の触れる様子）

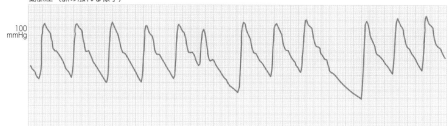

100
mmHg

Q.26

SSS とは何の略でしょうか?

A

　SSSとはsick sinus syndromeの略で洞不全症候群の意味です。これは洞機能の低下によって洞結節の号令が出ない（洞停止）、洞結節の号令が心房に届かない（洞房ブロック）、洞結節の号令回数が少ない（洞性徐脈）などが複合している不整脈です。

　モニター上では、R-R間隔がすーっと延び、心拍が停止したような状態が観察できます。このとき3秒以上、脈が停止するとポーズ（停止）という言葉を使って報告します。また、そのような場合にはペースメーカを使用することになります。

　さらに、この不整脈に心房細動を伴う場合があり、それによって頻脈に陥ることがあります。これを徐脈頻脈症候群（bradycardia-tachycardia syndrome：BTS）といいます。

洞不全
洞結節の具合が悪く、号令を発しなかったり、あるいは発したとしても、それが届かない。

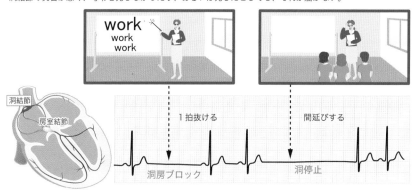

洞不全症候群とは、洞機能が低下し、それによって洞性徐脈、洞停止、洞房ブロックなどが複合して発生するもので、3つのタイプに分類されています。

＜Rubensteinらによる洞不全分類＞
- Ⅰ型:持続性の洞性徐脈
- Ⅱ型:洞停止または洞房ブロック
- Ⅲ型:徐脈頻脈症候群

Q.27

完全房室ブロック と 房室解離 の違いを教えて
ください。本を読んで文章でわかったつもりで
いても、イメージがわきません。

完全房室ブロックは、房室伝導が途絶えることで、心室側は自らの能力（自動能）で
独自に仕事を行う状態ですが、その回数が洞結節には及ばないもので徐脈になります。
また心房と心室の連携がないためP-P、R-Rの互いの関係もなくなっています。
　それに対して房室解離は、心室の能力が一時的に高まり、心房からの号令より少し早
く心室が先に仕事を始めてしまうような状態です。そのため、P波よりQRSが少し早め
に登場することでP波がQRSの中に隠れていき、かと思うとまた元に戻ってくるような
状態になります。徐脈にはならないことも特徴です。

完全房室ブロック

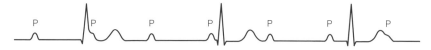

房室解離

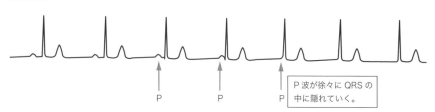

P波が徐々に QRS の
中に隠れていく。

P波が心室に伝わる時期より少し早く、心室側が興奮する。
そのためにP-P間隔よりR-R間隔が短くなる。

Q.28

脚ブロック がいま一つ理解できません。わかりやすく教えてください。

　心室内の伝導路には右脚と左脚とがあり、そのうち右脚は1本ですが、左脚は2本あり前枝と後枝に分かれます。そのため脚の伝導路は3本あると数えます。これらの枝が通ることができなくなった状態が脚ブロックで、右が通れないと右脚ブロック、左が通れないと左脚ブロックと表現します。

　本来、両方の道を正しく通過することで右室、左室はほぼ同時刻に仕事を開始することで、それによって生じるQRS波形は正常な幅（幅が狭いとも表現します）である2mm以内の記録幅を示します。ところが、右脚あるいは左脚のどちらかが通れなくなると、右室と左室の仕事が始まる時間に差が生まれます。例えば、右脚が通れなくなる右脚ブロックでは、右脚が通れないため、左室が先に仕事を開始し、右室が後になってしまいます。その結果、QRS波形の幅が広くなり形も変化します。

関連する項目 Q.29

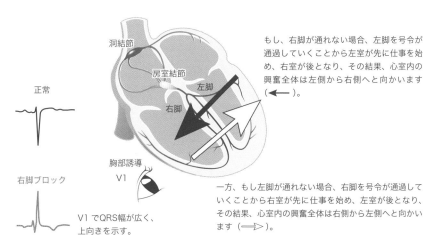

正常

右脚ブロック

V1でQRS幅が広く、上向きを示す。

左脚ブロック

V1でQRS幅が広く、下向きを示す。

洞結節

房室結節

左脚

右脚

胸部誘導
V1

もし、右脚が通れない場合、左脚を号令が通過していくことから左室が先に仕事を始め、右室が後となり、その結果、心室内の興奮全体は左側から右側へと向かいます（←）。

一方、もし左脚が通れない場合、右脚を号令が通過していくことから右室が先に仕事を始め、左室が後となり、その結果、心室内の興奮全体は右側から左側へと向かいます（⟹）。

右脚ブロックか左脚ブロックかについては胸部誘導のV1が鑑別しやすく、V1でQRS幅が広く、上向きは右脚ブロック、下向きは左脚ブロックとなります。

Q.29

右脚ブロック と 左脚ブロック ではどちらのほうが重症なのでしょうか?

A

　右脚ブロックと左脚ブロックを比べた場合、一般的には左脚ブロックのほうが危険とされています。これは、左脚ブロックが生じる元の疾患に左室側の疾患（心筋梗塞、心筋症など）が多く、その疾患自体が重症であることが多いためです。

　それに対して右脚ブロックは加齢によってもしばしば起こり、それ単独の場合には大きな問題とはならないものです。

関連する項目　Q.28, 39

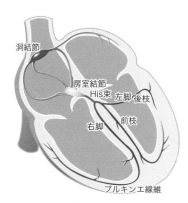

洞結節
房室結節
His束　左脚　後枝
右脚　前枝
プルキンエ線維

<＜冠動脈の走行＞

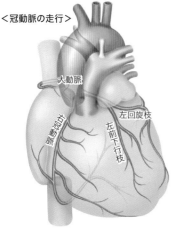

大動脈
右冠動脈
左回旋枝
左前下行枝

- 心室内伝導路の右脚は１本の通路ですが、左脚は２本あり前枝と後枝に分かれます。そのため脚の伝導路は３本あると数えます。この関係は心臓に血液を供給する冠動脈の走行と似ています。
- 伝導路の１本が通れないと１枝ブロック、２本通れないと２枝ブロック、３本とも通れない場合には３枝ブロックと表現します。
- 基本的に１枝ブロックの場合は、すぐに何か対応しなくてはいけないということは少ないのですが、２枝ブロックではペースメーカの適応の可能性が出てきます。３枝ブロックは完全なブロックでただちにペースメーカの適応になります。そのため右脚ブロックは１枝ブロックですが、左脚ブロックは２枝ブロックなのでペースメーカを使う場合が出てきます。
- ただし、右脚ブロックでも、房室ブロックを伴うと２枝ブロックとなるため危険性が出てきます。

心臓に血液を供給する冠動脈は３本あり、右冠動脈は１本の枝ですが、左冠動脈は前下行枝と回旋枝に分かれ２本あると数えます。そのなかで１本の枝が狭窄に陥ると１枝病変、２本詰まると２枝病変、３本とも詰まると３枝病変と表現します。

Q.30

PAC with block のことについて教えてください。

　PAC（心房性期外収縮）とブロックという現象は、非伝導性心房性期外収縮ともいいます。これは、心房での早期収縮が、より早期に発生したため房室結節や心室側がいまだ不応期を脱していない時期であったため、心室側にメッセージが通過できなくなった状態です。心電図の波形としては、T波上に早期興奮のP波が認められますが、QRSが続いていないため、1拍抜けた形になっています。

心房性期外収縮（premature atrial contraction：PAC）
心房内に異所性興奮が発生し、本来の洞調律で予想される心房興奮より早い時点で出現する心房興奮をPACといいます。

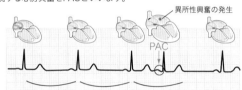

非伝導性心房性期外収縮
心房内で発生した異所性興奮が、より早期に起こると心室側はまだ前の仕事が終わっていない（不応期を脱していない）時期であるため心室は仕事ができず、早期興奮のP波が登場してもQRS波形が続きません。この現象を非伝導性心房性期外収縮といいます。

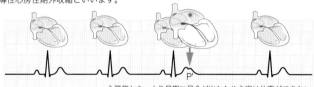

心筋細胞は、仕事を行っている最中には他の誰からのメッセージに対しても、まったく反応しないという性質があり、この時期を不応期といいます。

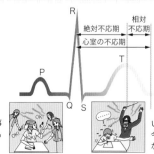

心臓ではたらくスタッフは、仕事ができるとなると、誰の命令でも受けてすぐに仕事を始める。

いったん仕事が始まると、今度は誰の言うことも聞かなくなる（不応期）。

Q.31

PVC の波形で「QRSとT波が逆に現れることが多い」と本に書かれているのですが、それはなぜですか？

　心室性期外収縮（PVC or VPC）の心電図波形はQRS幅が広まることと、QRSの向きとT波の向きが逆の関係になることも特徴です。このメカニズムはやや複雑な現象であるのですが、簡単にいうと、本来、正常な興奮は刺激伝導路（右脚、左脚）を正しく通過し、心室の放電である脱分極の方向も充電を示す再分極過程の方向も同じ向きをとり、QRSもT波も同じ向き（第Ⅱ誘導で上向き）を示します。ところが期外収縮は、心室の異所性という本来とは異なる部位で号令が発せられることから、放電の向かう方向と、充電の向かう向きが逆方向になってしまいます。

＜詳しく説明すると…＞

正常
（左室断面）

刺激伝導路　　冠動脈

興奮が向かう方向
興奮のさめる方向

内膜側　　　外膜側

内膜側の興奮
外膜側の興奮
再分極速度の速さ
電極の目
内膜側　外膜側　　内膜側　外膜側

上向きの波形
（R波）
T波も上を向く

心室性期外収縮
（左室断面）

刺激伝導路　　冠動脈

期外収縮

興奮のさめる方向
興奮が向かう方向

内膜側　　　外膜側

内膜側の興奮
外膜側の興奮
内膜側の興奮が先にさめる
興奮が過ぎるように見える
内膜側　外膜側　　内膜側　外膜側

QRS幅が広まる

T波は下を向く

- 正常な関係においては心内膜側を通る伝導路からの指令で仕事が始まります。その場合は、内膜側が先に放電（脱分極）を始め、外膜側が後という関係で、そのときの電気の流れは内から外という関係で、それを見ている電極では近づくと見える上向きの波（R波）が形成されます。
- その後、再分極は外膜側から始まり内膜側へと向かいます。それによって電気的勾配は内が高く外が低いという状態になり、電気の流れとしては、やはり内側から外側へと向かい、このときの波形（T波）も上向きに描かれます。

- 一方の心室性期外収縮は、本来の伝導路を通過してきた号令で仕事を始めるのではなく、異所性興奮という本来とは異なる場所で号令が発せられます。
- そのとき心筋の仕事の始まり方は、一応内側の心筋から活動を始めるのですが、本来の通路とは違う経路をたどるため、伝導に時間がかかってしまいQRS幅が広くなってしまいます。また充電（再分極）も放電の後追い状況のようになり、内膜側が先に充電し、外膜側が後という本来とは逆の向きをとってしまいます。そのためT波はQRSとは逆の下向き波形を示します。

Q.32

心電図を撮るとよく **PVC** を見かけますが、PVCの診断基準（重症度）を教えてください。
２段脈・３段脈・２連発・３連発など、どれが一番重症ですか？

心室性期外収縮（PVC or VPC）の危険度判定によく使用する基準としてLown分類があります。Lown分類で危険度が高い（医師を呼ばないといけない）PVCとしては、多形性（形の違うタイプが複数種類ある場合）、２連発、３連発およびそれ以上、短い連結期（期外収縮がより早期に発生する）などです。

関連する項目 Q.34, 35, 38

＜Lownによる心室性期外収縮の分類＞

grade 0：心室性期外収縮なし
　　　 1：散発性（1個/分または30個/時以内）
　　　 2：頻発性（1個/分または30個/時以上）
　　　 3：多形性（期外収縮波形の種類が複数あるもの）
　　　4a：2連発
　　　4b：3連発以上
　　　 5：短い連結期（R on T現象）

危険性大

多形性

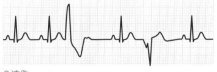

３連発以上（VT）

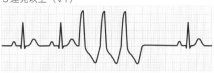

２連発

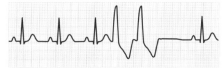

短い連結期（R on T）

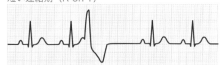

Lown分類の1と2の部分に、散発性と頻発性の区分が記載されています。すなわち、1分間に1個以内あるいは1時間に30個以内が散発で、それ以上が頻発となります。
ただし、心室性期外収縮は健康な人にもみられる不整脈なので、経過を観察するだけでよい場合が多いです。

Q.33

R-Rの不整 とよくいわれますが、PAC とどう違うのでしょうか？

A

　基本的にR-Rの不整とはR-R間隔が一定でない状態で、正確にはR-R間隔が15%以上の変動を示す場合を指し、これが不整脈全体の定義でもあります。

　PACとは心房性期外収縮の意味で、心房からの早期興奮によって生じます。そのためPACが出現することでR-R間は不整となりますが、PAC以外にもさまざまな不整脈によってR-R間隔が変動します。例えば、心房細動では、まさにR-R間隔が一定でなくなりR-R不整と表現されます。ともかくR-R不整は不整脈を示す基本的な様子で、中身の１つが心房性期外収縮（PAC）となります。

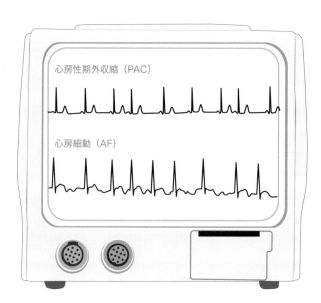

Q.34

VPC は、連発でショートラン・VTといいますが、 APC の連発の場合も、同じような呼び方をしてよいのでしょうか？　APCの頻発はAFなどの不整脈に移行しやすいといいますが、APCが頻発・連発するときの注意点や、対処法を教えてください。

　APC（PACとも略す、心房性期外収縮）が連続する場合、心室性期外収縮（PVC or VPCと略す）の連続した場合に使う言葉であるshort run（ショートラン）あるいは心房頻拍（AT or PATと略す）と表現できます。心室性期外収縮の場合も同様ですが、単発でときどき出ている場合には、特に問題とならず様子見でかまいません。

　ただ、これも心室性期外収縮と同じように連続する場合には、心房頻拍につながり、さらに心房細動（AF）へと移行することもあります。そのためAPCの出現頻度や連発するかの観察は大切です。

　期外収縮（早期収縮）が連続すると、不整脈の種類が頻拍になります。心房頻拍は心房性期外収縮が引き金となって、それが連続するものをいいます。心電図波形の特徴は、ほぼ正常な形のP波があり、その後、正常な形のQRS、T波と続く、元の心電図波形と変わっていない波形が頻繁に連続するものです。

関連する項目 Q.35

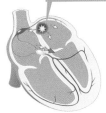

異所性興奮が高頻度に発生（120〜250/分）

発作性心房頻拍（paroxysmal atrial tachycardia：PAT）

突然、心拍が速まる
心電図P、QRS、T波形は変化しない

発作性頻拍は、突然脈が速まり、それが突然治まります。これが洞性頻脈との違いで、洞性頻脈は、脈が徐々に速まり、徐々に治まります。

Q.35

PVCが3連発あると、よく現場でショートランと言っていますが、PVCが10連発程度続いた場合もショートランと言うのですか？

　ショートランという言葉には明確な定義がなく、一般的には3連発から10連発程度、期外収縮が連続する状態を意味します。特に、心室性期外収縮（PVC or VPC）が連発する場合に、しばしば使用する言葉ですが、心房性期外収縮（PAC）が連続する場合にも使えます。

　ただ、この言葉はあくまでも短い連続という状態を指すもので、病名ではありません。心室性期外収縮が3連発以上持続すると、それは心室頻拍（VT）と基本的に判断し、危険性が高い不整脈の部類に入ります。また、この心室頻拍が30秒以上続くと、それを持続型心室頻拍〔sustained VT（サステインド ブイティー）〕とし、一方、30秒以内に自然に停止した場合には非持続型心室頻拍〔non sustained VT（ノン サステインド ブイティー）〕と表現します。

　どちらも危険性が高いと判断し、ドクターコールの対象になります。

関連する項目　Q.32, 34, 38

＜Lownによる心室性期外収縮の分類＞
- -
grade 0：心室性期外収縮なし
　　　 1：散発性（1個/分または30個/時以内）
　　　 2：頻発性（1個/分または30個/時以上）
　　　 3：多形性（期外収縮波形の種類が複数あるもの）
　　　4a：2連発
　　　4b：3連発以上
　　　 5：短い連結期（R on T現象）
- -

危険性大

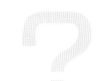

Q.36

R on T とは何ですか？

　R on Tとは心室性期外収縮（心室早期収縮）がより早期に起こり先行する心電図波形のT波の山の頂点付近に登場する現象です。

　そもそも、心電図のQRSは放電（脱分極）でT波は充電（再分極）の仕事を表しています。心臓で仕事を行う心筋細胞は、この放電と充電の最中は他の刺激には反応できず、この時間を「不応期」といいます。そのなかでR波からT波の頂点付近までは「絶対不応期」といい、いかなる刺激にも反応できない時間帯です。それに対して、T波の頂点付近からT波終了付近は「相対不応期」という、強い刺激であれば反応できる時間帯です。そこで、絶対に反応できない時間から強い刺激であれば反応できる、その切り替わるあたりがT波の山の頂点付近で多少不安定な時間帯です。そこに、期外収縮波形が乗っかかると心室は統制を乱されてしまい、その結果、心室頻拍や心室細動のような重篤な不整脈をまねくことがあります。この現象をR on Tといいます。

関連する項目 Q.51

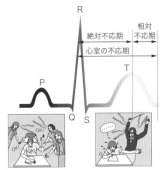

心臓ではたらくスタッフは、仕事ができるとなると、誰の命令でも受けてすぐに仕事を始める。

いったん仕事が始まると、今度は誰の言うことも聞かなくなる。

R on T

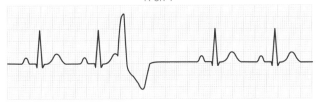

Q.37

期外収縮をVPCといいますよね。 S-VPC はどういう意味かわからないので教えてください。

S-VPCとはsupraventricular premature contractionの略で<u>上室性期外収縮</u>の意味です。

もともと心房には、洞結節、心房、房室結節という拠点があり、洞結節で号令を発した場合を洞性といいます。それに対して、心房で発すると心房性、房室結節周辺で起こると房室接合部性という言い方をします。そのため特に期外収縮が発生する場合、心房で起こると心房性期外収縮、房室接合部あたりで発生すると房室接合部性期外収縮と表現されます。

両者は、そのときのP波の形の特徴から鑑別ができるのですが、期外収縮の場合のP波は先行する心電図のT波に重なることもあり、P波の形を判別することがしばしばできなくなります。そのような場合には、心房性と房室接合部性をひっくるめて上室性と表現します。

これは心電図の診断に登場する特有の言い方です。また<u>上室性</u>と判断することで、あまり心配はしなくてもよい不整脈とも判定できます。

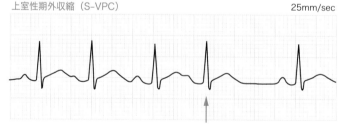

上室性期外収縮（S-VPC）　　　　　　　　　　　25mm/sec

モニター心電図ではP波がはっきりとしないとき、期外収縮波形のQRS波形が正常な形であると、まずは上室性期外収縮（S-VPC）と判定します。

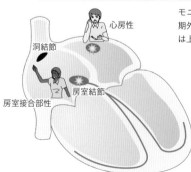

心房性

洞結節

房室結節

房室接合部性

心房性と房室接合部性を合わせて
上室性と呼びます。

Q.38

心室頻拍 と ショートラン はどう違うのですか？
教えてください。

A

　まず心室性期外収縮（PVC or VPC）が3連発以上続くと、それは不整脈の名前として心室頻拍（VT）といいます。一方のショートランとは持続の短いという状態を指す言葉で、心室性期外収縮のショートランなどと表現し、その持続が短かったことを意味します。つまり心室頻拍は病気の名前で、ショートランは持続の程度が短いという状態を示す言い方です。またショートランという言葉に明確な定義はなく、一般に3連発から10連発程度の持続を指しています。

　そのため、記録に書く場合、心室性期外収縮の持続が短い場合に「PVCのショートラン　何連発」というように記します。ただ、病名として書く場合は、もし30秒以内で心室性期外収縮が治まった場合、非持続型心室頻拍（non sustained VT：NSVT）と表現し、30秒以上続くような場合は持続型心室頻拍（sustained VT：SVT）といいます。

関連する項目 Q.32, 34, 35

3連発以上（VT）

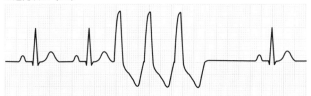

心室で異所性刺激が連続して発生する。
心拍数は 120 〜 250/ 分

30秒以上持続する場合は持続型VT、持続しない場合は非持続型のVTと判断します。

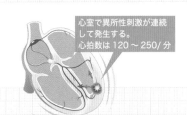

43

Q.39

PVC の連発（3拍以上）は VT だと本にはありますが、そのとき脈の遅い（HR 70～80）場合でもVTというのですか？　それとも単なるPVCの連発になるのでしょうか？　またそれを見つけたときの対処の仕方と緊急性を教えてください。

A

　心室頻拍（VT）は頻拍なので、当然脈が速まっている状態です（めやすとしては120/分以上）。心拍数が70～80の場合で、しかも正常であった波形がQRS幅が広く変化した場合、まず考えられるのは促進性心室固有調律（通称slow VT）という不整脈です。この場合、幅の広いQRS波形の前にP波が存在しないことも特徴です。

　もしP波がQRS波形の前に存在し、QRSが幅広に変わった場合は脚ブロック（右脚あるいは左脚）が突然起こった可能性があります。特にモニター上、左脚ブロックでは、ちょうど心室性期外収縮波形のような、明らかに形の違うQRS波形に変化するためVTのような波形に見えますが、調律は正常（60～80/分程度）です。

　いずれの場合も、そう緊急度は高くありませんが、もし左脚ブロックが突然起こる場合には、注意してモニターを観察する必要があります。それは、左室の心筋障害が原因となっている可能性があり、特に虚血変化が左室側に発生したことが原因となることがあります。また、左脚ブロックはペースメーカを使うことになるかもしれないため、早めに医師に伝える必要があります。

関連する項目 Q.19, 28, 29

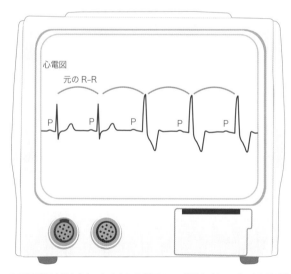

モニター上、QRS波形が突然変化し、しかもR-R間隔は元の状態と変わらず、また形が変化したQRS波形の前にP波が正しく存在している場合、脚ブロック（特に左脚ブロック）が起こった可能性を考えます。

Q.40

心室性期外収縮 の **代償性** とは、何に対する代償なのでしょうか？ また、**間入性** のほうがR on Tになりやすいのでしょうか？

A

　心室性期外収縮（PVC）が発生した場合、次の正常心電図波形が1拍おいてから登場する場合が代償性で、次の正常波形の間に割り込むように登場するタイプが間入性です。この場合、次のQRS波形が登場する時刻の少し早いタイミングに期外収縮が発生することで、正常波形が出てこられない場合が代償性になります。

　それに対して、より早期に期外収縮が発生し、次のQRSが登場できると間入性となります。すなわち、より早く登場することが間入性を示すということから、ご指摘のようにR on Tを起こす可能性も出てきます。

関連する項目 Q.36

心室性期外収縮（PVC）

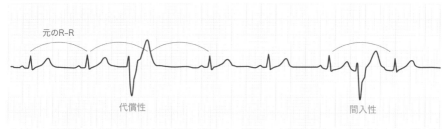

元のR-R　　代償性　　間入性

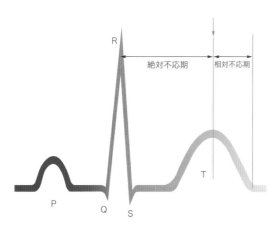

R　絶対不応期　相対不応期　T　P　Q　S

　心筋細胞には、仕事を行っている最中に、他からの仕事のメッセージに対してまったく反応しない性質があり、この時期を不応期といい、心電図R波からT波の終了する付近までが心室筋の不応期になります。そのなかで、RからT波の頂点付近までを絶対不応期といい、いかなる強い刺激にも反応できない時間で、その後、T波の頂点あたりからT波終了付近までを相対不応期といい、比較的強い刺激には反応する期間になります。

　そこで、心電図上のT波の頂点付近は絶対不応期から相対不応期へ移る、少々不安定な時期で、このときに心室が強い刺激を受けた場合、心室頻拍や心室細動のような危険性の高い不整脈が誘発されることがあり、この現象をR on Tと呼んでいます。

Q.41

2段脈、3段脈 が出ていても患者さんは自覚症状がない場合は、どう対処すればよいのですか？ 様子観察？ それとも医師に報告すべきですか？

（心室性期外収縮の）2段脈や3段脈そのものは、それほど危険性が高い状態ではありません。医師に報告はしますが、ただちに何か対応しなければ危険な状態になっているわけではありません。

これらは期外収縮が出やすい場合に、ときに起こる現象です。ただ2段脈の場合、心室性期外収縮が交互に発生するわけですが、このとき正常波形では脈が発生しますが期外収縮時には脈が抜ける場合、橈骨の脈の数は、モニターが示す正常と期外収縮を合わせた数の心拍数の半分になってしまうことがあります。

例えば、モニターの心拍数の表示が80/分だと橈骨で触れる脈は、40になっていることがあります。そのために徐脈性の症状（ふらつく、めまいを起こすなど）が出ることがあります。そのような場合には、早めに医師に連絡することが必要です。

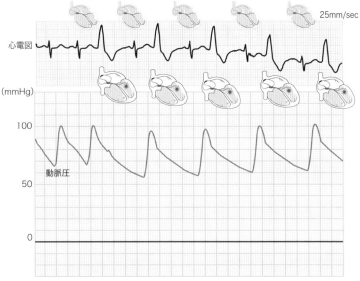

< 2段脈時の脈 >

2段脈が起こると、期外収縮時の血圧が低下することによって脈が触れにくくなることから、脈拍数は心拍数の半分を示すことがあります。

Q.42

ジャンクショナルリズム とはどういうものですか？　またどういうときに起きやすいのですか？

Ａ

　　ジャンクショナルリズム（junctional rhythm）とは房室接合部調律の意味で、房室接合部付近がペースメーカとなって調律する現象です。①洞機能が低下し、洞結節からの号令が遅くなったり滞ったりした場合、房室接合部周辺のペースメーカ細胞が代わりとなって号令を発する場合、②房室接合部周辺のペースメーカ細胞が一時的に洞結節の能力を超えることで房室接合部の号令によって仕事を行う場合、とがあります。

　　このときの心電図の波形の特徴は、P波が第Ⅱ誘導で逆転（下向き）となることで、QRSの前に存在する場合と、QRSと同時刻あるいはQRSの後に出現する場合があります。QRSの前にP波が出現する場合は問題ありませんが、QRSと同時刻あるいはQRSの後に出現する場合には一時的に血圧が低下します。

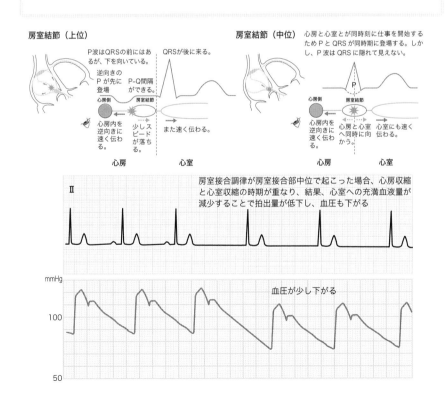

房室結節（上位）

P波はQRSの前にはあるが、下を向いている。

QRSが後に来る。

逆向きの
P が先に
登場する

P-Q間隔
ができる。

心房側　　　房室結節

心房内を
逆向きに
速く伝わ
る。

少しスピードが落ちる。

また速く伝わる。

心房　　　　　心室

房室結節（中位）

心房と心室とが同時刻に仕事を開始するためPとQRSが同時期に登場する。しかし、P波はQRSに隠れて見えない。

P

心房側　　　房室結節

心房内を
逆向きに
速く伝わ
る

心房と心室
へ同時に向
かう。

心室にも速く
伝わる。

心房　　　　　心室

Ⅱ

房室接合調律が房室接合部中位で起こった場合、心房収縮と心室収縮の時期が重なり、結果、心室への充満血液量が減少することで拍出量が低下し、血圧も下がる

mmHg

血圧が少し下がる

100

50

Q.43

アブレーション とは何ですか？　私の施設では大学病院に紹介して行ってもらっています。

　ablation（アブレーション：焼灼）とは、特に頻脈性の不整脈（上室性頻拍、心房粗動、心室頻拍、その他）に対してカテーテル電極を使って頻拍の原因基地（主にリエントリー回路）に高周波電流を流すことで、その部位を焼き切るカテーテル治療方法です。

<カテーテル電極が実際に挿入されている状態>

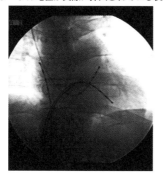

<その様子を示すシェーマ>

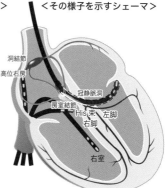

洞結節
高位右房
冠静脈洞
房室結節
His束
右脚
左脚
右室

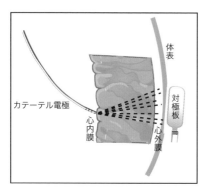

体表
カテーテル電極
心内膜
心外膜
対極板

高周波電流をカテーテル電極の先端に通じると、電極と対極板との間に電流が流れます。このときに、電極先端部位と心内膜の周辺に熱が発生し、その熱で異常伝導路や副伝導路などを焼灼します。

カテーテルアブレーションで薬剤抵抗性の頻拍性不整脈は根本的に治療が可能となります。ただ、この治療方法の成功率を決める大きな要因には診断の正確さがあります。電気生理学的検査で十分な診断が行われ、頻拍の発生部位が正しく確認されていることが重要です。

Q.44

モニターを見て、ときどき、「 走った 」と言いますが、具体的にはどのような状態にあるのでしょうか？

「走る」とは期外収縮が連発している状態を指す業界用語です。これはもともと期外収縮が連続し、しかも短い持続で終わった場合に使うショートランという言葉から来ています。

期外収縮が連発する現象を頻拍といいますが、すなわち、突然脈が速まった、そのときに「走った」という表現を使います。

ただ、厳密に何秒あるいは何連発までを「走った」あるいはショートランというのかが明確ではなく、抽象的な言い方でもあります。正確には期外収縮が 3 連発以上続くと、それは頻拍という不整脈です。

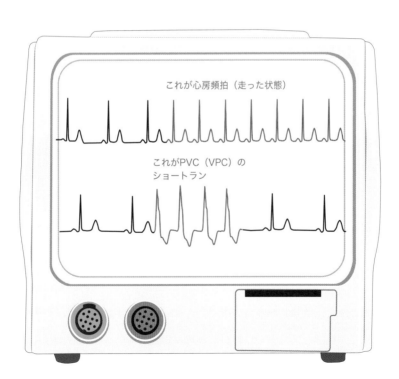

これが心房頻拍（走った状態）

これがPVC（VPC）の
ショートラン

Q.45

"タキッてる"というのと頻脈は同じですか？
具体的にはどれくらいになるとそう呼ぶのです
か？

タキッてるというのはtachycardia（タキカルディア）（頻脈）から来ている言葉で、脈が速まった状態を指し頻脈や頻拍の意味です。特に洞性頻脈の際に使われることが多く、心拍数が100/分を超えると頻脈（タキッた）といいます。

それに対して発作性頻拍（発作性心房頻拍など）の場合には「走った」などと表現されます。特に、発作性で持続が短い場合にショートラン（short run：短く走る）ということから「run：走る」と表現し、これらは病院内で使われる業界用語です。

洞結節からの刺激発生頻度が高くなることで頻脈状態となるのが洞性頻脈

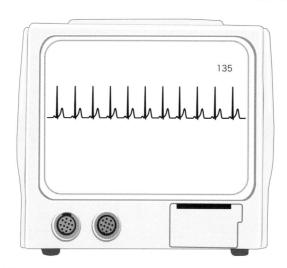

洞性頻脈は交感神経の緊張によって発生し、興奮や緊張状態に陥った場合、アルコール摂取時、発熱、大量出血、甲状腺機能亢進などが原因となりえます。元の原因が明確であれば、その原因に対する取り組みが必要です。

ただし脈が速まることで心臓に悪影響が及ぶ可能性が高い場合には、β遮断薬（ベータブロッカー）が使われます。プロプラノロール塩酸塩（インデラル）やアテノロール（テノーミン）、ビソプロロールフマル酸塩（メインテート）、メトプロロール酒石酸塩（セロケン）などが一般的で、心不全を伴った場合にはカルベジロール（アーチスト）という薬が登場します。β遮断薬は、一言でいうと心臓を休ませる薬です。

Q.46

モニター波形から **HR** を計算する方法はあるのでしょうか。
もともと心電図は苦手であまり勉強もしてこなかったのですが…学生のときの本を引っ張り出してきてみたり、学生向けの本を購入してみましたが、答えにはたどりつけませんでした。

A

　モニター心電図の記録波形から心拍数（HR）を求める方法の1つが、300という数を使って計算する方法です。これは心電図記録紙の方眼の5mmのマス目が心拍にすると300/分となる関係を使います。例えば、計測する心電図のはじめのR波から次のR波が登場するまでの5mmマス（太めの線）がいくつあるかを数えます。もし、それが4個だと300÷4＝75と求められます。ただ、この場合は5mmマスに次のR波が乗っかっていればよいのですが、5mmマスの途中付近に次のRが登場すると計算しにくくなります。

　そこで、もう少し正確に求める方法として、1500の数字を使います。これは記録紙の1mm間隔が心拍にすると1500になるという関係を使う方法です。例えば、計測したい心電図のR-R間隔が仮に25mmだと、1500÷25＝60となります。

＜R-R間隔と心拍数の関係＞

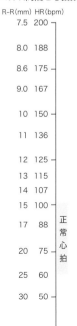

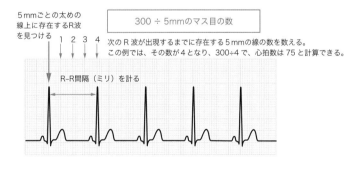

①記録紙の方眼マス目の 5mmごとの太めの線上にほぼ位置する心電図R波を見つける。
②そこから次のR波が出現するまでに 5mmの太めの線が何個あるかを数える。
③300を、その数で割ることで心拍数が求められる。

300 ÷ 5mmのマス目の数

次の R 波が出現するまでに存在する5mmの線の数を数える。
この例では、その数が4となり、300÷4で、心拍数は 75 と計算できる。

より正確に計算するために、R-R間隔の実測距離（mm）を求め、1500をその距離で除する方法もあります。

1500 ÷ 実測のR-R間隔（mm）

例：R-R間隔が実測で 25mmの場合
1500÷25＝60（心拍数）

モニター心電図に関すること

Q.47

3点誘導を装着する場合、黄色がアースの役目をしてるんですよね？　装着する際に赤と黄色が近づいていても波形に変化は出ないですか？

A

　アースは、余分な電気を逃がすことで、心電図波形を安定させるために使います。そのため体のどこにあっても問題はないのですが、できればプラス（緑）とマイナス（赤）の電極から少し離して装着するほうがよいとされています。どうしても、プラスとマイナスの電極に近い位置にあると電気的に干渉する場合があり、そのために、プラスとマイナスの電極から離した場所につけます。

　もう1つ、3点誘導でモニター装置に誘導の切り替えスイッチがついている場合、普段は2の設定で第Ⅱ誘導波形がモニターに出ています。しかし、もし切り替えを1に変えると、これは第Ⅰ誘導を使うという意味で、その場合は赤がマイナスで黄色がプラス、緑がアースになります。また設定を3にすると第Ⅲ誘導を使うことから緑がプラスで黄色がマイナス、赤がアースと変わってしまいます。そのため、黄色がアースとして、これを適当な位置につけて、そこで誘導切り替えを使って1とか2に変えると、まったく違った波形になってしまいます。そのような場合は黄色は左肩につけておきます。

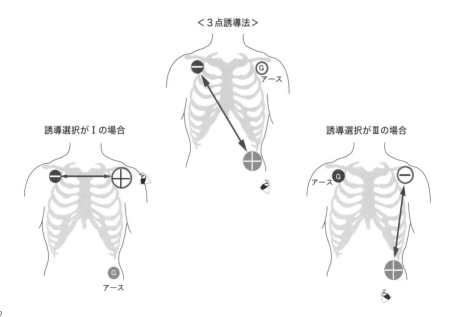

＜3点誘導法＞

誘導選択がⅠの場合

誘導選択がⅢの場合

Q.48

夜間HRが150〜200近く持続した患者さんに、医師の指示によりワソラン
1Aに生食20mLをゆっくり静注しましたが、夜勤が終わってから、「ワ
ソラン は怖い薬なので、なるべく看護師が施行しないほうがよい」と言わ
れました。ワソランを使用する場合の注意点を教えてください。

A

　頻拍発作を起こす場合、その多くは心房頻拍（上室性頻拍）です。心房内や房室接合
部周辺に頻拍を起こす基地が存在し、それによって脈が速まります。この場合、心房側
での頻繁な仕事の号令は房室結節（接合部）を通過し心室側に送られます。そこで、ワ
ソラン（ベラパミル塩酸塩）はカルシウム（Ca）拮抗薬という種類の薬剤で、Caの仕事
を抑制します。

　ここで、房室結節はCaを使って仕事を行っています。ということはCaの仕事を抑え
るワソランは房室結節の仕事を抑制するはたらきがあります。そこで、ワソランを使う
ことによって房室結節は頻繁な仕事ができなくなり、頻拍が止まってしまう、あるいは
心室側に伝えられなくなり頻拍を抑えるわけです。

　ただ、このCaは心筋が活動（収縮）するときにも使う電解質です。ということはCa
の仕事を抑えることは心臓の収縮力も抑制することにつながります。そのため、心不全
で使用すると心機能をより低下させることになるので、その場合には使用しません。

　また房室伝導を抑えるはたらきが強く起こってしまうと、心室側に伝わる号令の頻度
が過度に抑制され徐脈になることがあります。そのため、脈が遅くなりすぎないかについ
ても、よく観察しておく必要があります。

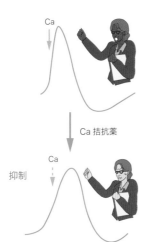

洞結節や房室結節などのペースメーカ細胞た
ちは、Caによって仕事を行っています。

Caの細胞内への流入が抑制されると、洞結節
や房室結節のリーダー格の人たちは頻繁な仕
事ができなくなります。

Q.49

整形外科病棟勤務の2年目看護師です。普段モニターを見る機会があまり
ないのですが「きんでんず」とは何でしょうか？　先日モニターを見なが
ら先輩が「きんでんず」と言いました。私は何のことを言っているのか理
解できなくて、家で本を見ても載っていませんでした。

A

　きんでんずとは筋電図と書き、筋肉の緊張によって生まれる小刻みで不規則な波形の
ことです。これは、特に右肩の電極（赤色）が腕や肩についている場合、右腕に力が入
ることによって発生しやすくなります。

　この現象を防ぐためには右肩の貼る位置をより内側に移すことで解決できます。モニ
ター誘導のなかで最も筋電図の混入が少なくなる誘導がNASA誘導です。これは宇宙飛
行士の心電図モニターとして考案された誘導です（NASA＝アメリカ航空宇宙局）。こ
の誘導はホルター心電図で使う誘導としても使われ、筋電図の混入が少ないことや基線
の動揺も少ないことが特徴です。

筋電図

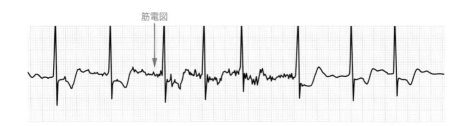

＜NASA 誘導＞

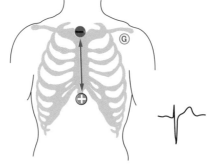

筋電図の混入が最も少なくなる誘導

Q.50

モニターの電極の位置は正しいのに、胸部誘導のV1のような 下向き波形 が出るのはなぜですか？

A

　モニターの心電図波形が下向き（V1のような）波形に変わってしまう、その理由は心室内を向かう電気的興奮が本来とは違った向きに変化したことが原因です。これは左軸偏位という現象で、もともとモニター誘導は第Ⅱ誘導で、心臓を左腰方向から眺めています。正常な関係では、心室内の興奮は心基部側から心尖部に向かうのですが、それが、左背方へと広がった状態で、そのために左腰付近では遠ざかる方向に見えることで下向き優位の波形になります。

　このような変化をつくる1つの原因に左脚の前枝ブロックがあります。左脚の通路は2本あり、前枝と後枝があります。そのうちの前枝が通れなくなった状態が前枝ブロックで、この場合は前枝の仕事の号令が通過できないため後枝だけを通ることになります。そうすると、心室内を広がる興奮全体は左背方へと向かうことで左軸偏位になります。このブロックは心筋梗塞で起こることがあり、もし、モニター上波形が下向きに変わった場合、早めに医師に伝えることが必要です。

関連する項目 Q.72, 73

左脚前枝ブロック

左脚前枝がブロックされていることから、左室の興奮は左脚後枝を通って伝わるため、心室内を向かう方向としては左後方へと向かうことで左軸偏位を示します。

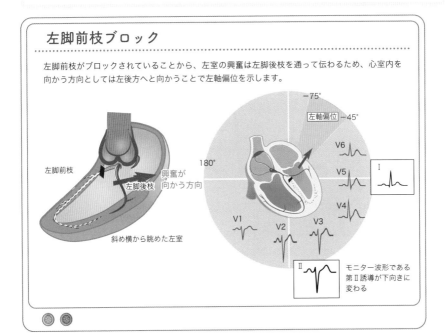

左脚前枝

左脚後枝

興奮が向かう方向

斜め横から眺めた左室

−75°

左軸偏位 −45°

180°

V6

V5

V4

V1　V2　V3

Ⅰ

Ⅱ

モニター波形である第Ⅱ誘導が下向きに変わる

Q.51

不応期 について、わかりやすく教えてください。

A

　心筋細胞が電気的活動を行っている最中はいっさいほかからの刺激には反応しないという性質があり、この時期のことを不応期といいます。心室の心筋細胞は、心電図のR波からT波の頂点付近までの間はいっさいのほかの刺激に反応できず、これを絶対不応期といいます。

　それに対して、T波の頂点あたりからT波終了付近の強い刺激には反応できる時間帯を、相対不応期といいます。

　一方、不応期を脱した後は（T波終了以降）、どのような刺激にでも反応できるというのが心筋細胞の性質です。

関連する項目 Q.36

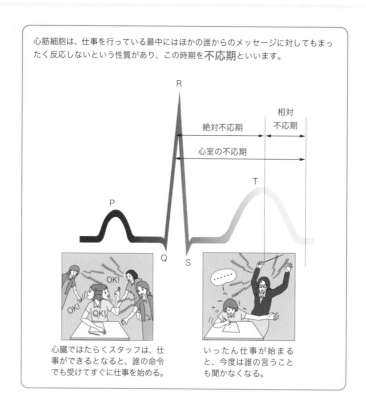

心筋細胞は、仕事を行っている最中にはほかの誰からのメッセージに対してもまったく反応しないという性質があり、この時期を**不応期**といいます。

心臓ではたらくスタッフは、仕事ができるとなると、誰の命令でも受けてすぐに仕事を始める。

いったん仕事が始まると、今度は誰の言うことも聞かなくなる。

Q.52

病院勤務になり、心電図の勉強をし始めたのですが、なかなか覚えることができません。どうすれば覚えることができますか？

A

　心電図の学習は、「覚えること」では、なかなかうまくいきません。心電図を「波形で覚えよう」という趣旨で書いている学習書がかなりあります。また「簡単にわかる」というタイトルの書籍も見受けられますが、まず無理です。そんな簡単ではありません。もしそうであれば誰も苦労せずに済むはずですが、実際はそうはなりません。

　やはり基本をしっかり理解することと、できるだけ多くの波形を眺め、「ああじゃないか、こうじゃないか」と試行錯誤を繰り返し、あきらめず、くじけず、明日に向かって、希望に向かって進んでいく、そういう根性が必要です。

　そうすれば、必ず理解できる日がきます。また、少しわかってくると、しっかりモニター波形を眺めてみよう、ときには12誘導波形を見てみようという気持ちもわいてきます。

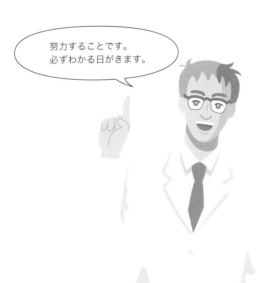

努力することです。
必ずわかる日がきます。

Q.53

70歳女性、洞不全症候群、AAI 70の設定の患者さんについてです。
突然HR 160になる理由はどんなことが考えられますか？
寝たきりで鼻から管を入れて流動食を流しています。おむつで、ほとんど
ベッドの上で過ごしています。
できればAAIについても教えてください。

　洞不全症候群（SSS）で脈が速まる場合に考えられることは、心房細動（AF）を併発す
る既往があり、心房細動に陥ることで頻脈傾向となった可能性があります。洞調律から
いきなり心房細動を起こすタイプを発作性心房細動（PAF）といいますが、これと似た
ようなことが洞不全で起こる場合があります。この場合は徐脈頻脈症候群といいます。
　心房ペーシング（AAI）は、まず心房でペーシングし、もし心房側で自己波形が登場
した場合、ペーシングが抑制されるタイプです。この方式を使う場合、房室伝導が正常
であることが前提となります。そのためSSSが適応となります（房室ブロックでは房室
伝導が制限されているためAAIは使用されません）。

＜心房ペーシング（AAI）を行うことが有効な条件＞

- 心房内に興奮が正しく伝わり、スタッフ全員が規則正しく仕事を行うこと
（心房細動や粗動などが発生しない）。

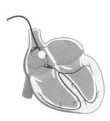

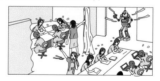

- 房室結節（病棟主任）が元気に仕事を行っていること（房室ブロックがない）。

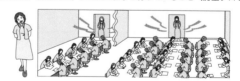

これらの条件を備えた、主に洞不全症候群（SSS）が対象となる。

＜心房ペーシングの実例＞

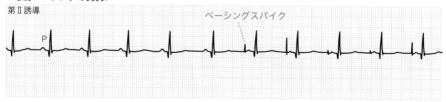

第Ⅱ誘導　　　　　　　　　　　　　ペーシングスパイク

Q.54

最近 VDD を入れる患者さんが多いですが、 DDD のほうがよいと思います。DDDは電池の消耗が早いとは聞きましたが、DDDを入れてはいけない疾患はあるのでしょうか？

　　まず、ペースメーカの記号の最初はペースメーカが心臓のどの場所でペーシングを行うかの意味です。VDDでは最初がVなので、Vは心室 (ventricule) の意味になり、心室でペーシングするタイプです。これがDDDだと、最初がD (dual) で心房と心室両方という意味になります。

　　VDDとDDDの違いは心房ペーシングを行うかの差で、VDDでは心室ペーシングのみで心房ペーシングは行わないことになります。ということは心房ペーシングの必要がない、心房機能が正常である、房室ブロックがその対象になります。一方、例えば洞不全症候群 (SSS) は洞機能が低下しているため心房ペーシングも必要となり、この場合はDDDの適応になります。

　　ここで、VDDやDDDでは、心房の仕事を検知して心室へ号令を伝えるtrigger (トリガー) という機能を備えています。そのため徐脈性の不整脈に心房細動 (AF) を抱えもっているような場合だと、心房がパニックになっているところで心房の仕事を検知し、それをすべて心室側に伝えると心室がパニックを起こします。そのこともあって、DDDやVDDは心房細動では使用しません。

関連する項目 Q.55

＜VDDペースメーカの仕事の様子＞

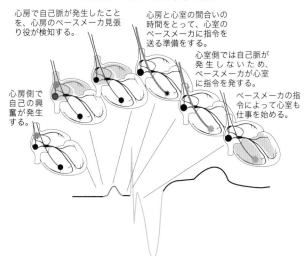

心房で自己脈が発生したことを、心房のペースメーカ見張り役が検知する。

心房と心室の間合いの時間をとって、心室のペースメーカに指令を送る準備をする。

心室側では自己脈が発生しないため、ペースメーカが心室に指令を発する。

ペースメーカの指令によって心室も仕事を始める。

心房側で自己の興奮が発生する。

ペースメーカ心電図 に関すること

Q.55

完全房室ブロック など房室伝導能が正常でない場合には **VVI** しか使用できないのですか？ **DDD** はだめですか？ 自己脈が出ない人の場合ならみんなDDDにしたほうが生理的だと思うのですが…。**All pacing（オールペーシング）** の人の場合、退院後は活動が制限されるのですか？

A

完全房室ブロックのような房室伝導能が途絶え、しかし洞機能が正常な場合には、むしろDDDあるいはVDDの適応になります。

ペースメーカ記号の最初は、ペーシングを心臓のどの場所で行うかの意味で、Dは心房と心室両方で行うタイプです。2番目の記号は、もし自己脈が登場した場合には、ペースメーカは、余計なおせっかいをしてはいけないことになり、それを監視する、すなわち自己脈が登場しないかの見張り役の場所を示します。これもDだと心房と心室で見張っています。3番目の記号は、2番目の記号に示す見張り役が、もし自己脈を検知した場合に、どういった反応を示すかの意味で、これがDだと2つの仕事があります。1つは、自己脈が出た場合には、余計なおせっかいをしないinhibit（抑制）という仕事で、もう1つが心房の仕事を検知した後、心室側に指令を送るtrigger（同期）というはたらきです。

そのため洞機能が正常な場合には、心房ペーシングは行わず、心室と連携をとって心室ペーシングを行うVDDの適応となり、もし心房にも助けが必要である場合には心房ペーシングも行えるDDDを使用します。

オールペーシングということは、少なくとも心室側で自己脈が出ていないということを意味します。かといって、特に生活活動に大きな制限を設ける必要はなく、通常の生活が送れます。

関連する項目 Q.54, 69

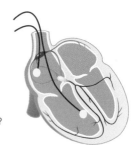

＜DDDとは＞

まず、最初の文字は、どの部屋でペーシングを行っているか？
→これがDということは心房と心室でペーシングを行っています。

2番目の文字は、どの部屋に見張り役（検知機能）を置いているか？
→これもDということは心房と心室に見張り役を置いています。

3番目の文字は、見張り役が自己の仕事を検知した際にどのような反応（仕事）をするか？
→これもDということは、まず、自己が出た場合には余計なおせっかいをしない（抑制 inhibit）と、心房の仕事が行われた後、一定の間をとってから心室のペースメーカに指令を送る（同期 trigger）機能を有することを意味します。

Q.56

フュージョンビート について教えてください。
フュージョンビートが起きていても、例えば失神発作や胸部不快など症状は出ないのでしょうか？

A

　まず、フュージョンとは融合という意味で、簡単にいうと2つの現象が1つに合わさったものです。例えば、ペースメーカを使って心室の調律を行っている場合、通常、ペースメーカは自己の号令が発せられないことで代役として、仕事の号令を発します。もし、自己の号令が発せられた場合には、ペースメーカは余計なおせっかいをしないように設定されています。

　ところが、ペースメーカ自身が自己の号令が発せられないと判断し、号令を発した、その同時刻に自己の号令が発せられるような場合、この融合という現象が起こります。

　もともと、心室ペーシングの場合、ペーシングスパイクに続くQRS波形は幅が広い脚ブロック型の波形になるのですが、そのとき、同時に自己の信号が出ると、2か所からの号令によって心室は仕事を開始するため、QRS波形がペーシングによる幅の広い形と、自己波形の幅の正常な形の中間のような形を示します。かといって決して悪い徴候ではなく、ペーシングの設定レート付近に自己調律が生まれている現象なので、特に問題はなく、症状などもありません。

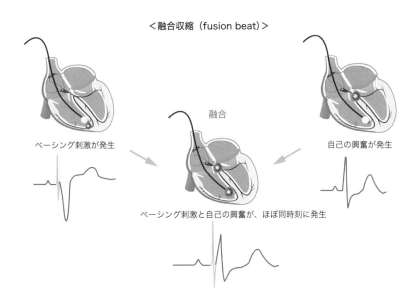

＜融合収縮（fusion beat）＞

ペーシング刺激が発生　　融合　　自己の興奮が発生

ペーシング刺激と自己の興奮が、ほぼ同時刻に発生

Q.57

ペースメーカ挿入中の患者さんに 除細動 をかけても爆発しないですか？

　爆発はしません。ただし、ペースメーカの動作（設定）が変化する場合はありますが、通常は、すぐに修復などの対応ができるため大きな問題となることは少ないです。

　ただ、除細動を行う場合のパドルを貼る位置はペースメーカ本体が埋め込んである場所から離します（2.5cm以上がよいとされています）。

<ペースメーカの動作に影響するものと、そうでもないもの>

[影響を受けないもの]	[近づいたり使用すると影響が出る可能性があるもの]	[医療機関での注意]
電子レンジ		※影響がない機器・装置
電気敷布、毛布	電磁調理器、IH炊飯器	超音波診断装置
電気こたつ、掃除機	電気のこぎり、ドリル、研磨機	ラジオアイソトープ診断装置
洗濯機、冷蔵庫	火花を散らすモーター	X線CT
電気バリカン、電気カミソリ	高出力トランシーバー	ポジトロンCT
電動マッサージ機	携帯電話	心電計
ヘアードライヤー	家庭用コードレスフォン、PHS	
テレビ、ラジオ	盗難防止器	※影響を与える機器・装置
コピー機	金属探知機	磁気共鳴装置（MRI）
ファクシミリ、パソコン	体脂肪計	電気メス
補聴器	全自動麻雀卓	除細動器
電車、自動車（車内）、バイク		衝撃破砕装置
TVゲーム	[影響を受ける可能性があるものや場所]	通電鍼治療
血圧測定器		放射線療法
	誘導溶解炉	
	レーダーアンテナ	
	放送所アンテナ、中継基地	
	不良電気器具	
	アーク溶接器、スポット溶接器	
	低周波治療器、高周波治療器	
	発電装置	
	大型モーター	
	高電圧設備	
	強力な磁場の発生する場所	
	自動車のエンジンルームをのぞき込むこと	

Q.58

ペースメーカの アウトプット の設定の意味を教えてください。

A　ペースメーカのアウトプット（出力）とは、ペーシングを行うためのペーシングパルスの振幅（振れの大きさ）電圧の大きさの意味で、一般のペースメーカでは0.5〜7.0ボルト（メーカーによって多少異なる）程度の範囲に設定されています。これはペースメーカが心房や心室の心筋に仕事の号令を送るかけ声の大きさで、あまり大きすぎると心筋に電気的損傷を与えることにつながり、逆に小さすぎるとペーシング不全といい、ペースメーカのかけ声に心筋が反応しなくなります。

　設定電圧レベルを決めるため、まず低い電圧から開始し、ペーシング信号によって心房あるいは心室が仕事を始めるポイントを確認します。すなわち心房ペーシングだとスパイクに続いてP波が登場する、心室ペーシングではスパイクの後にQRSが続く、このときペーシングが乗った、というような表現をします。通常、そのレベルより少し高めの電圧に設定します。

関連する項目 Q.67

<ペースメーカ心電図>

<心房ペーシングの1例>

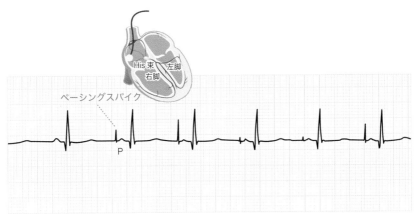

心房ペーシングでは心電図QRS波形は、元の形と変わらない。

Q.59

注意しても病院内で 携帯電話 を使用している患者さんがいます。以前は医療機器やペースメーカに影響があると言われていましたが、今はどうなのでしょうか？

この問題に関しては、日本不整脈デバイス工業会が出している指針がありますので、そちらを参考にしてください。

- 携帯電話端末等（PHS及びコードレス電話を含む）を使用する場合は、以下の事項をお守りください※。
- 操作する場合は、ペースメーカまたはICDの植込み部位から15cm程度以上離して操作してください。
- 通話する場合は、ペースメーカまたはICDの植込み部位と反対側の耳に当てる等、15cm程度以上離して通話してください。
- 携帯する場合、ペースメーカまたはICDの植込み部位から15cm程度以上離れた場所に携帯してください。もしくは、電波を発射しない状態に切り替えてください（電源をOFFまたは、電波をOFF（電波OFF可能な携帯電話端末等の場合）にする）。胸ポケットやベルトに携行する場合には、十分距離が取れていない場合もありますので、ご注意ください。
  身体に異常（めまい、ふらつき、動悸等）を感じた場合、直ちに使用をやめ、15cm程度以上植込み部位から遠ざけるようにしてください。もし、身体の異常が回復しなければ、直ちに専門医の診察を受けてください。なお、他の人が携行する携帯電話端末等に近づくと影響の出ることもありますので、このことについてもご注意ください。

総務省：各種電波利用機器の植込み型医療機器等へ及ぼす影響を防止するための指針. 平成27年8月

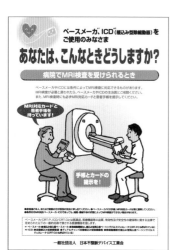

日常生活における注意点をまとめたガイドブックもあります。

日本不整脈デバイス工業会「ペースメーカ、ICD（植込み型除細動器）をご使用のみなさま あなたは、こんなときどうしますか？」より転載
https://www.jadia.or.jp/images/poster/wide/2018.pdf
（2023.12.28.アクセス）

Q.60

ペースメーカを使用している患者さんの 心停止 はどう判断するのですか？

A

　ペースメーカを使用している場合、心停止に陥ると基本的にペーシング不全の状態になります。すなわちペーシングパルスは出てはいるものの心筋が反応せずQRS波形が続かなくなります。また、その前にはQRSの幅が異常に広くなることもあります。もともと心室ペーシング（右室ペーシング）ではQRS波形は左脚ブロック様の波形になります。これは右室でペーシングすると、仕事の順序が右室が先で左室が後という関係になり、これはちょうど左脚ブロックと同様（左脚ブロックでは左の通路が通れないことで右室が先、左室が後になる）の仕事の始まり方になるためでQRS幅は広くなります。

　しかし、心筋の活動性が低下すると心室そのものの仕事に時間が余計にかかり、QRS幅がより広くなり形も変わっていきます。その後、ついに心室が仕事ができなくなるとペーシングスパイクは発生しているもののQRSが登場しなくなります。

関連する項目 Q.67

＜ペーシング不全（ペーシングフェーラー：pacing failure）＞

ペーシングによる刺激パルスが発生しているにもかかわらず、それに続くはずのQRS波やP波が発生しないもの。

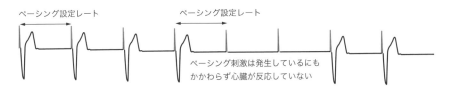

ペーシング設定レート　　　　　　ペーシング設定レート

ペーシング刺激は発生しているにも
かかわらず心臓が反応していない

＜ペーシング不全が起こる理由と対応＞

1. ペーシングのリード線が正しく心筋に接触していない。
   対応：リード線の位置を確かめる。

2. リード線が切れているか切れかかっている。
   対応：リード線を入れ替える。

3. 心筋の反応性が低下している。
   対応：ペーシングの出力レベルを上げる。

Q.61

「 P波が飛んでいる ため、ペースメーカをつける」というのは、どういうことですか？

　「P波が飛ぶ」という言葉はおそらくP波が出現していないという意味ではないかと思います。P波が出現しないということは続くQRS波形も出ていないか、あるいはP波の抜けた（QRSの前にP波がない）ような波形が出ているように思えます。これは不整脈のなかの洞不全症候群（SSS）ではないかと思われます。

　ペースメーカの適応となる不整脈の代表は洞不全症候群と房室ブロックです。洞不全症候群の場合、洞不全は洞結節の機能が低下している状態でP波が発生しなくなる、発生に時間がかかる、発生が不規則などの状態になります。

　一方の房室ブロックは、房室結節の伝導がうまくできなくなることで心房側の号令が心室側に届かなくなってしまう状態で、基本的に心房側は正常であり、P波は規則的に発生しています。これが両者の違いです。

<ペースメーカの適応となる不整脈>

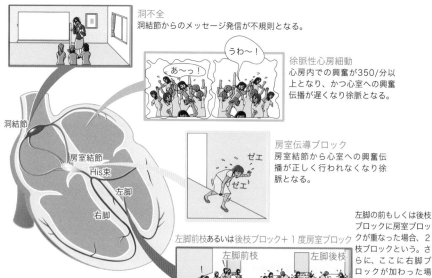

洞不全
洞結節からのメッセージ発信が不規則となる。

徐脈性心房細動
心房内での興奮が350/分以上となり、かつ心室への興奮伝播が遅くなり徐脈となる。

房室伝導ブロック
房室結節から心室への興奮伝播が正しく行われなくなり徐脈となる。

洞結節

房室結節
His束
左脚
右脚

左脚前枝あるいは後枝ブロック＋１度房室ブロック
左脚前枝　左脚後枝

左脚の前枝もしくは後枝ブロックに房室ブロックが重なった場合、2枝ブロックという。さらに、ここに右脚ブロックが加わった場合、3枝ブロックとなり、ペースメーカ適応となる。

Q.62

SSSなどでテンポラリー挿入したとき、今まである程度の自己脈があっても オールペーシング になるのはなぜですか？

　　ペースメーカの仕事の基本は徐脈を防ぐことです。そのために設定されているレート以下にならないようにペーシングします。しかし、もし設定レートを超える自己脈が出た場合にはペースメーカは余計なおせっかいをせずに自己脈を優先させます（抑制）。

　　一方、自己脈が出ない場合には、当然ペーシングを行います。

　　質問の「オールペーシングになる」というのは、設定レートを超える自己脈が登場しないため、ペースメーカが仕事を行っている状態と思います。

自己の興奮が発生した場合、ペーシングを抑制(inhibit)する

設定されたペーシングレートより早期に自己の号令が発せられたためペースメーカは仕事をしていない（自己を優先）。

設定されたペーシングレート以内に自己の号令が出なかったためペースメーカが仕事をする。

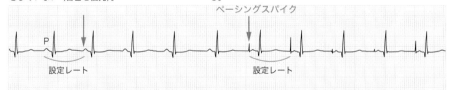

ペーシングスパイク

P

設定レート

設定レート

Q.63

アダムス・ストークス発作 があり、 徐脈 の続いている患者さんがペースメーカを挿入しましたが、最近また血圧変動があり、ボーっとする回数も多いです。大丈夫なのでしょうか？

A

　おそらく、その患者さんはVVIのペースメーカを使っているのではないかと思います。これは入院中に一時的なペーシングを行う際に、よく使う種類で、心室でペーシングを行い、もし自己脈が登場した場合には自己脈を優先させるタイプです。ただ、この方式では心房の仕事をまったく関知せずに心室をペーシングさせる方式であるため、本来の心房が先に仕事を行い、心室がその後に続くという連携がとれていません。そのために、心室ペーシングのタイミングと心房の仕事が重なってしまうことがあり、それによって心臓から送り出される血液量が減少することで血圧が低下する場合があります。その血圧変動によって脱力感のような症状も生まれることがあります。これをペースメーカ症候群といいます。

　できればDDDという心房との連携もとれる種類に変更することが望ましいのですが、この方式を行う場合には心房側にもリード線の挿入が必要で外科的処置が必要になります。

関連する項目　Q.70

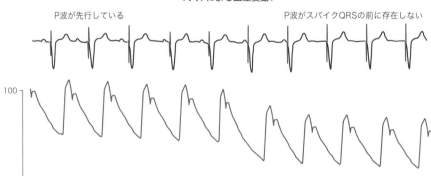

＜VVIによる血圧変動＞

P波が先行している　　　　　　　　　　　　　P波がスパイクQRSの前に存在しない

100

50
mmHg

＜ペースメーカ症候群＞
完全房室ブロックでVVIのペースメーカを使用する場合、VVIは心室で仕事を行うタイプであるために心房の様子をみていないことになります。そのため、本来の仕事の順序は、心房が先で心室が後に来るものが、VVIでは、その連携がとれていません。その結果、心室ペーシングの前に心房の仕事が行われている場合は、心房から心室への血液供給は滞ることにはなりませんが、心房の仕事と心室ペーシングのタイミングが重なってしまうと、心房収縮による心室への血液供給ができません。そのため、結果として心室への充満血液量が減少し、血圧低下をまねいてしまいます。
このような状態が頻繁に起こり、不快感やめまいなどが発生した場合、これをペースメーカ症候群と呼びます。

Q.64

オーバードライブとはどのようなものですか？
オーバードライブサプレッションがなぜ**SSS**の
診断につながるのでしょうか？

 over drive（オーバードライブ）とは、心房で自己の調律よりも速いレートでペーシングすることをいいます。これによって一時的に洞結節の仕事を休ませることになり、その後突然ペーシングを停止すると、そこで洞結節が仕事をしなければなりません。それに時間が必要以上（1.5秒以上）かかると、洞機能が低下していると判断できます。

<オーバードライブ>

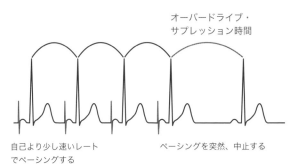

オーバードライブ・
サプレッション時間

自己より少し速いレート
でペーシングする

ペーシングを突然、中止する

自己より早めのレートでペーシングを30秒程度行い、突然ペーシングを中止します。すると洞結節が号令を発しないといけなくなるのですが、それに時間がかかりすぎると洞不全を疑います。
ペーシングをストップし、その後洞調律に戻る時間をオーバードライブ・サプレッション時間といい、これが1.5秒以上延長すると洞機能の低下と判断します。

Q.65

ペースメーカを挿入し、 DDD モードの設定の患者さんについてです。
しっかり A-Vペーシング を行えているにもかかわらず、S-T間に スパイク
波形 がみられました。業者によると、それは セーフティペーシング と聞
きましたが、T波の上にスパイクが来ることはないのですか？ また、セー
フティペーシングは、どのようなときに作動するのですか？

A

　セーフティペーシングという機能を説明するために、まずペースメーカの基本の説明
を行います。特に心房ペーシング（P）と心室 P を行うDDDのモードです。これは心房
Pの後、一定間隔（これをA-Vディレイといいます）後に心室Pを行うタイプです。もう
1つ、ペースメーカの基本は、もし自己脈が登場した場合は余計なおせっかいをしない
抑制（inhibit）という役割があります。

　そこで、もし心房Pの後、自己脈が出ていないにもかかわらず心室側で何らかの信号
を検知すると心室Pは抑制されてしまいます。例えば、心房Pの指令や心房自身の仕事
を心室側で検知してしまうことがあり、それによって心室Pが抑制されることがありま
す。これをクロストーク（cross talk）といいます。そうすると肝心な心室Pが行われな
くなります。それを防ぐための設定がブランキングというもので、心房Pの後、一定期
間（10～60msec）は、心室側の検知機能を休ませておき、心房Pの後、何か信号を受
けたとしても抑制せずに心室Pを行います。

　ところが、そのブランキングという心室側の検知機能休憩時間を過ぎたところに、何
らかの自己脈以外の信号を検知すると、ここでは心室Pは抑制し信号を発しないことに
なります。そこで、もしブランキングを過ぎたところで何か信号を検知した場合、安全
のために心室Pを行う機能がセーフティペーシングです。

　これは例えば、ペーシングを行っているところに心室性期外収縮が発生した場合にみ
られることがあります。もし期外収縮が発生した場合にも、セーフティペーシングのス
パイクがT波の山の頂点あたりに発生しないように、ブランキング時間は短めに設定さ
れています。

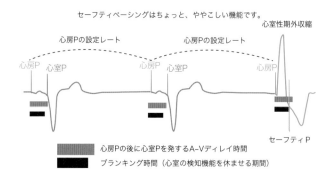

セーフティペーシングはちょっと、ややこしい機能です。

心房Pの設定レート　　　心房Pの設定レート　　　心室性期外収縮

心房P　心室P　　　　　　心房P　心室P　　　　　心房P

セーフティ P

■ 心房Pの後に心室Pを発するA-Vディレイ時間

■ ブランキング時間（心室の検知機能を休ませる期間）

Q.66

ペースメーカ VVI 、HR 60設定の患者さんで、現在 ヒステリーシス HR 40に設定してあります。ヒステリーシスの意味を教えてください。

A

　Hysteresis（ヒステレシス）とは（※ヒステリーではありません）、例えばVVIで設定レートが60だと、当然、60/分でペーシングします。そこに自己脈が登場した場合は自己脈を優先し、ペースメーカは抑制されます。

　その後、通常だと、次に自己脈が出ないと、また60/分の設定でペーシングをするのですが、ヒステレシスが設定されていると、自己脈の後のペーシングでは、60より少し遅れて開始するようになります。この機能によって自己脈を出やすくすることができます。

　例えば、ヒステレシス40ということは、ペーシングのレート（PMレート）は60に設定されていても、自己脈が出た後はレートで40までペーシングを行うのを待ち、そこまで待っても自己脈が出ない場合にペースメーカが出動するという意味です。

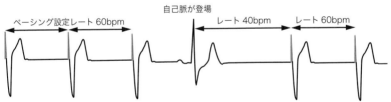

ペーシング設定レート 60bpm　　自己脈が登場　　レート 40bpm　　レート 60bpm

また自己脈が出るかもしれないからもう少し待ってみよう、そこで PM レートを 40bpm に落とす。

待ってみたけれど自己脈が出なかった。
じゃあ、元に戻そう、PM レート 60bpm に戻る。

Q.67

いつも **ペーシングフェーラー** と **センシングフェーラー** の意味が混同して、わからなくなってしまいます。

A

　ペーシングフェーラー（ペーシング不全）とは、ペーシングの信号が出てはいるものの心臓（心房、心室）が反応してくれない状態です。すなわちペーシングスパイクの後にP波やQRS波形が続かない状態です。

　例えば、ペーシングリードが正しく心筋の壁に当たっていないとか、ペーシング出力〔これをoutput（アウトプット）といいます〕が小さいことなどが原因になります。あるいは心筋の活動性そのものが低下したような状態、例えば心筋梗塞で壊死に陥った心筋部分では心筋が反応しなくなってペーシング不全に陥る場合があります。このような場合には、まずペーシング出力（アウトプット）を上げることやリード線の位置を確かめてみることが必要です。

　一方のセンシング不全には2通りあって、1つはセンシング不全で、別名under sensing（アンダーセンシング）という自己脈が出ているかの判断ができていない状態です。もともとセンシングというのは自己脈が出た場合、余計なおせっかいをせず、ペーシングは抑制します。ということは、ちゃんと見張っていない、すなわち自己脈が出ているにもかかわらずペーシングを行ってしまうことです。このときは本来登場するはずのないタイミング、例えば、心電図のT波の山の頂点付近などにペーシングスパイクが出ることがあります。これが危険なspike on Tという現象につながることがあります。

　もう1つがover sensing（オーバーセンシング）でセンシングが過剰となった、すなわち見張りすぎ、これは自己脈が出ていないにもかかわらず出たと勘違いし、余計な抑制を加えてしまう状態です。ということは本来登場しなければいけないところでペーシングしない、これは徐脈をつくってしまい本来の仕事ができていない状態です。

関連する項目 Q.58, 60

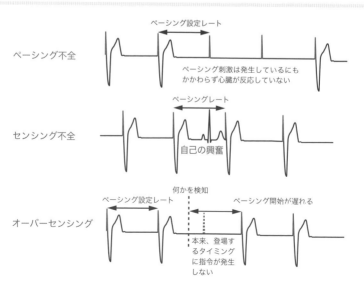

Q.68

ペースメーカ使用中の患者さんが 動悸 を訴え来られました。HRが90程度だったのですが、どのような援助や、観察が必要なのでしょうか？

A

　ペースメーカを使っていて動悸を訴えたときは、一時的に頻脈に陥った可能性を考えます。ペースメーカの基本的な仕事は徐脈をつくらないことです。ということは自己の脈が速まった場合（例えば頻拍発作）、ペースメーカは何もしません。すべて自己脈なので、それを優先させていてペースメーカは休んでいます（抑制）。

　HRが90程度だと、自己脈が出て、それが何らかの原因で速まったのではないかと考えられます。

　また、もし頻脈傾向で脈が乱れたような状態の場合、心房細動（AF）に陥った可能性も考えます。そのような場合、まずモニター波形をよく眺めて、また必要に応じて記録を流します。ペースメーカの心電図を判読する場合、モニター波形を見ているだけでは判断がつかないことがあります。そのため必ず波形を記録紙に流し、記録上で判断することが大切です。

　ペースメーカ使用中にめまいやフラッとする場合にはペースメーカの問題で徐脈になった可能性があり、一方、動悸を感じる場合は、自己脈が速まったことを疑います。

ペースメーカを使っている場合に自己脈が出ると、それが優先されます。
もし、自己脈で頻拍になった場合、ペースメーカは何もしません。

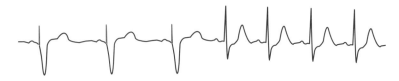

Q.69

ペースメーカの 設定の3文字目 の抑制型やその他の言葉の意味がわかりません。体外式ペースメーカを入れた患者さんがいて、先輩に「ペースメーカが正しく作動しているかどうやって判断するかわかる?」と質問されました。自己脈が出たときに機械のSENSEが点灯して、ペーシング波形のときにPASEが点灯すればよいのですか?　点灯しないときはどういう意味ですか?

A

　ペースメーカの設定記号の3番目は、自己脈が登場した場合のペースメーカの反応を示します。

　VVIの場合、Iはinhibitで抑制という意味です。これは自己脈が出た場合にはペースメーカは余計なおせっかいをせず抑制しますという意味です。実際のペースメーカの装置では、SENSEが検知の意味で、これが点灯するということは自己脈を検知したということです。そのときはペーシングはしませんのでPASEは点灯しません。

関連する項目 Q.55

<抑制する（inhibit）>

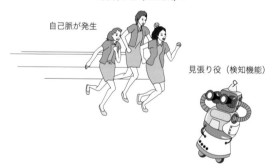

自己脈が発生

見張り役（検知機能）

自己の興奮が発生した場合、ペーシングを抑制する

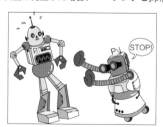

STOP!

Q.70

一時的ペーシング を入れるときの モード は何か決まりはあるのですか？　私の病棟ではほとんどVVIを入れてくるのですが、DDDなどを入れる場合もあるのですか？

　一時的なペーシング（テンポラリー）を行う場合は、緊急性が高い状況にあることが多いため、一般にはVVIを用います。DDDでは心室ペーシングと心房ペーシングを行うためペーシングリードを2本挿入しなくてはならず操作に時間がかかります。

　また、緊急時は、まず心室ペーシングを行い心拍を維持することが最優先であるため、通常はVVIのモードを使います。ただし、VVIでは心房との連携（同期）がとれていないため、心房から心室への血液の送り込みが正しく行われなくなることもあり、心臓から送り出される血液量がやや減少することで血圧の低下がみられることがあります。それによってさまざまな症状（気分が悪い、めまいを起こす、起き上がれないなど）が起こることがあります。これをペースメーカ症候群といいます（p.68参照）。

関連する項目 Q.63

<VVI による血圧変動>

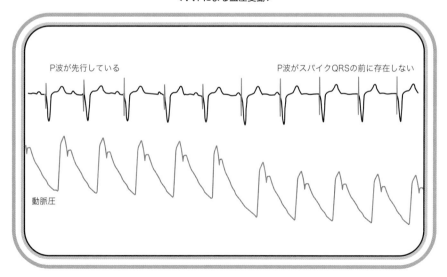

P波が先行している　　　　　　　　　　　　　P波がスパイクQRSの前に存在しない

動脈圧

Q.71

アタック を起こすとは、どういうことですか？

A

　attack（アタック）そのものは攻撃を受けるという意味ですが、病気に襲われるという意味でもあります。特に循環器の領域では心臓発作〔heart attack（ハートアタック）〕の意味で使われ、狭心症発作をanginal attackといいます。

　ということから狭心痛を訴え、狭心様の症状が出た場合に「アタックを起こした」と表現されます。

関連する項目　Q.79

正常冠動脈

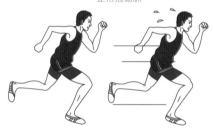

心筋の酸素供給
冠血流量の増大

正常血管

冠動脈狭窄

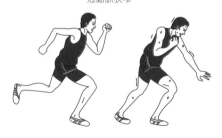

心筋の酸素供給が十分行われない。
冠血流量の増加が計れない。

冠狭窄

Q.72

心筋梗塞 でPCI後に入院した患者さんの波形が、 QRSが下向き の形になっていました。なぜそのような波形になったのでしょうか？

A

　普段モニターに使っている誘導は四肢誘導の第Ⅱ誘導で、基本的にP波、QRS波、T波は上向き波形を示します。そのなかで、QRSが下を向いてしまう（正しくはS波が深くなる）のは、心室内を向かう電気的興奮の向きが（これを電気軸といいます）変化することで起こる現象です。電気軸を変化させる1つの原因に脚の伝導路障害があり、特に左脚のブロックです。もともと左脚には前枝と後枝の2本の通路があり、そのどちらかが通れなくなってしまう状態を前枝あるいは後枝ブロックといいます（ヘミブロックともいいます）。

　例えば、前枝ブロックが起こると、本来、前と後ろの枝を通って号令が伝わっていくところが、前枝が通れないため後枝を通ることになります。心室内を広がる電気的興奮は左室の左後方へ広がり、これを左軸偏位と表現します。すると、第Ⅱ誘導では、心室の興奮は遠ざかっていくように見えるため、下向き優位な波形になります。

関連する項目 Q.73

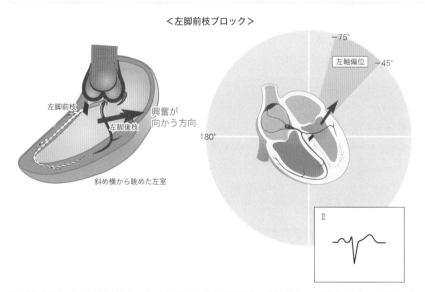

<左脚前枝ブロック>

左脚前枝がブロックされていることから、左室の興奮は左脚後枝を通って伝わるため、心室内を向かう方向としては左後方へと向かうことで左軸偏位を示します。このブロックを起こす原因の1つが心筋虚血（心筋梗塞）です。

Q.73

心筋梗塞後 に Q波 ができるのはなぜなのでしょうか？ なぜ下向きの波形（QSパターンも含め）になるのかが知りたいです。

A

　心筋梗塞で心筋が壊死に陥ってしまうと、その心筋は電気的活動ができなくなってしまいます。すると、その部位は電気的な意味での穴が開いたような状態になり、梗塞ベクトルという反対側の心筋の電位に引き寄せられてしまいます。それを体の外側で見ている心電図電極では、遠ざかる方向として見えることになり下向きのQ波が形成されます。

関連する項目 Q.72

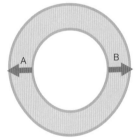

＜正常心筋の場合＞

Aと、その対称位置のBとの間で均衡がとれている関係にあります。

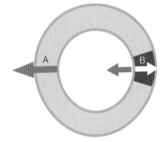

＜Bの心筋が壊死に陥った場合（心筋梗塞）＞

Bは電気的活動ができなくなり、そのためAとB間の均衡が変化します。このとき、元のBの力はAの方向に引っ張られることとなり、このベクトルを梗塞ベクトルといいます。

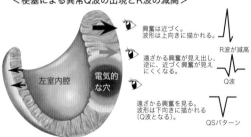

＜梗塞による異常Q波の出現とR波の減高＞

梗塞に陥った心筋は、電気的な活性を失います。そのために、心室に電気的な穴が開いたような状態となり、その結果、反対側の心室中隔から右室側へ遠ざかる興奮を見ることになります。

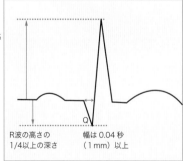

＜異常Q波の判定基準＞

R波の高さの1/4以上の深さ　　幅は0.04秒（1mm）以上

Q.74

心筋梗塞で 右冠動脈の梗塞 のときに、必ず一時ペーシングカテーテルが挿入されてくるのはなぜでしょうか？

A

　右冠動脈は主に心臓（左室）の下壁に血液を供給する血管です。その先端には房室結節に血液を供給する房室枝があります（番号が#4）。

　ということは、もし、右冠動脈が閉塞した場合、房室結節への血液供給が途絶え、結果、房室ブロックを引き起こす可能性があり、そのためにペーシングリードを挿入しておき、もしブロックを伴った場合にすぐに心室ペーシングで回避できるように対策をとります。

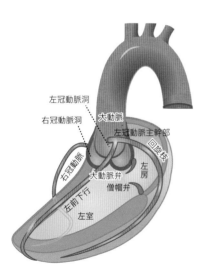

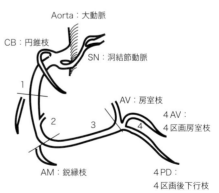

＜右冠動脈＞

Q.75

ST の高さの変化は何を意味しているのですか？　カルテに、上向き（例 ＋0.2）、下向き（例 – 0.2）などと記録されていることがあります。申し送りで「STの幅が広がってきているので波形に注意して」と言われ、みるみるうちに波形が変化し最終的には徐脈になり亡くなられたのですが、どちらの向きに幅が広がっていくことが危険とかありますか？

A

　STとは心電図波形のS波からT波につながる変曲点を指します。SとTをつなぐ（接続する）ということからjunction（接続）の頭文字のJ点ともいいます。

　この点は本来、心電図の基準レベル（通常P波とQRS波の間の平坦な部分）と同じ水準にあります。しかし、心筋に虚血や傷害が起こると、このST点が基準レベルに比べて上昇や下降する現象が生まれます。そのため、STが変化（偏位）することで虚血病変が起こったと判断でき、その程度が大きい場合には虚血の程度が進行していると、ほぼ判断できます。

　ただ、ご質問の「STの幅が広がる」というのは正しくなく、それはおそらくS波あるいはR波の幅が広がっていったのではないかと思います。QRSの幅が広まるのは伝導路障害（脚ブロック）や心筋の活動性そのものが変化して生じます。

関連する項目　Q.76

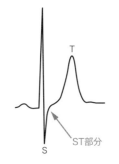

＜STとはどこか＞

心電図にはSTと表現するポイントがあります。
これは、Rの次に下向きになるS波が、上昇して次のT波につながる点（S波の上昇からTにつながるところで急に変曲するところ）を指します。

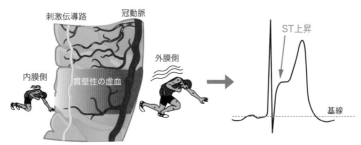

Q.76

「 ST が何ミリ上昇（下降）している」というのは、どの部分をいうのです
か？　わかりやすいST上昇はよいのですが、山のように曲線だったりす
るとわからなくなってしまいます。

　ST上昇、低下の有無を正確に判定するためには心電図J点（S波がT波につながる変曲
点）から2mm後方の位置を見ます。そこが1mmないし1.5mm以上低下もしくは上昇
していると有意なST変化と判断します。

関連する項目 Q.75

<ST偏位の計測>

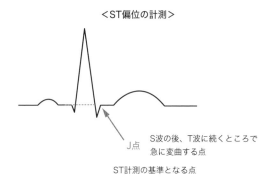

J点

S波の後、T波に続くところで
急に変曲する点

ST計測の基準となる点

0.08秒（2mmの幅）

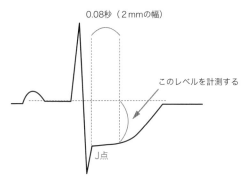

このレベルを計測する

J点

J点の後方、0.08秒（2mmの幅）の位置をST計測点とし、そこ
から計測したレベルが1mm以上の偏位を示す場合に、有意なST
偏位とします。

Q.77

狭心症 で入院の患者さんの心電図を見ると、いつのころからか T波の逆転 がみられます。それは血流が改善し虚血が解消したからと聞いたのですが、なぜ虚血が解消するとT波が逆転するのですか？

A

　T波が陰性化する理由には、虚血が関係します。心筋細胞の仕事は放電（脱分極）と充電（再分極）です。このとき放電も充電も、仕事の始まりは心筋の内膜側から外膜側へと向かいます。その様子を体の外側の電極で眺めていると、それぞれ近づくと見えることで心電図波形として上向きに描かれます。

　ところが心筋が虚血状態に陥ってしまうと、放電は一瞬に起こることで本来の順序どおり内膜側から外膜側へと向かうのですが、充電は外側から内側へと逆方向を向いてしまいます。その理由は、心臓に血液を供給する冠動脈という血管は心臓（左室）の外側を通り内側に枝分かれをし心筋に血液を送っています。そのことから内膜側は川の流れでいうと下流側になり、そのため上流側からの血液供給が少なくなると、まず下流側に影響が現れやすくなります。そのため下流側である内膜側の仕事に影響が生まれ、結果として、充電過程が逆になるという変化が生まれます。これがT波が陰性化する原因で、この現象は虚血の始まりでもあり、また、虚血が改善する場合にも、しばらく残る現象で、簡単にいうと虚血の行きと戻りにみられる現象です。

関連する項目 Q.80

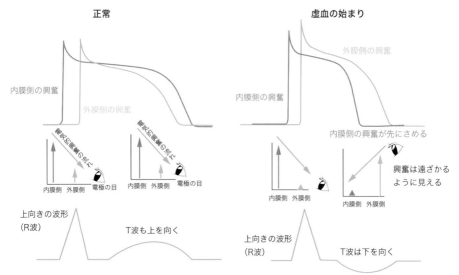

Q.78

循環器科勤務で、心カテに入ることがよくあります。結果で「 スパズム 」とよく聞きますが、意味がはっきりわかりません。

A

　spasm（スパズム）とはけいれんや攣縮の意味で、特に心カテ中にこの言葉が発せられると、それは冠攣縮を意味します。

　もともと血管という組織はけいれんしやすい性質があり、それが冠動脈で起こる場合があります。カテーテルの機械的刺激によって、いきなり冠血管が攣縮することがあり、そうすると正常であった血管がいきなり完全に詰まってしまい、血流が流れなくなります。ただ硝酸薬を使用することで、すぐに改善しますので、緊急事態になることは、まずありません。

　また、この冠攣縮がもともと起こりやすいことによって狭心症に陥る病気を冠攣縮型狭心症（異形狭心症）といいます。この狭心症はカテーテル治療（PCI）の対象とはならず薬剤（カルシウム拮抗薬）を使って治療します。

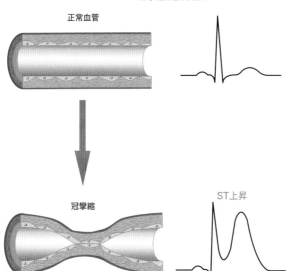

<冠攣縮型狭心症>

正常血管

冠攣縮

ST上昇

いきなり完全閉塞に陥るため、心電図のSTが上昇します。

虚血性心疾患と心電図変化

Q.79

カテをした患者さんのことで質問です。
検査結果はノーマルだったのですが、深夜急に 胸痛 が起こり、心停止になって挿管されました。CTを撮るときに意識が戻り自己抜管しそうだったので抜管しました。
今は落ち着いて胸痛はありません。他のスタッフが「 アタック だったのかな」などと言っていたのですが、何が起こっていたのでしょうか？

A

　状況から推察しますと、カテーテル治療後に冠動脈狭窄（再狭窄？）を起こした可能性があり、これをアタックと言っているのではないでしょうか。しかし、その後は寛解し、一応落ち着いたような状況だったのではないかと思います。
　カテ後、特にカテ治療後は再度狭窄に陥る可能性が常にあると思っておくことが必要です。特に、胸痛を訴えた場合、すぐに12誘導心電図を撮ることで再狭窄をきたしたかの判定を行い、もし、その可能性があると判断されると再カテ（PCI）を行うことになります。

関連する項目　Q.71

PCI 前

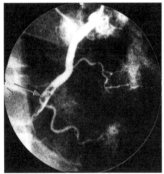

PCI 用バルーンカテーテル

PCI 後

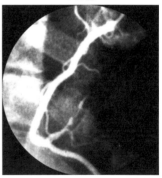

カテーテル治療（PCI）後、少なくとも 24 時間は集中的な看護が必要で、再狭窄が起こらないか、不整脈の発生、症状、その他のバイタルのチェックが大切です。
1つの格言として「カテ治療でうまくいったときほど、要注意」ということです。

Q.80

冠性T波 と 陰性T波 の違いは何ですか？

　陰性T波とは、まさにT波が陰性化した、下向きになった状態です。その際、陰性化したT波が左右対称の形を冠性T波といい、虚血によって生まれた可能性が高いものです。なぜなら、T波の陰性化は虚血で発生する現象ですが、虚血以外に肥大などの病気でも起こることがあります。また薬の影響で、特にジギタリス中毒でも生じます。

　例えば、左室肥大の場合だと特有のストレイン型という形を示し、またジギタリス中毒だと盆状という特有の形になります。T波の陰性化を示す場合、その形の特徴から原因の推定ができます。

関連する項目　Q.77

<T波の陰性化>

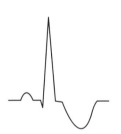

心筋梗塞後にみられる陰性T波

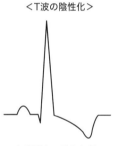

左室肥大でみられる
ストレイン型陰性T波

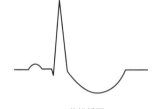

盆状低下
ジギタリス中毒

<狭心症に伴うST変化のタイプ>

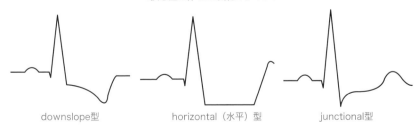

downslope型　　　　　horizontal（水平）型　　　　junctional型

Q.81

心電図の 5点誘導 の電極の貼り方を教えてください。また、1枚貼らなくていいと言われた電極がありますが、それはアースですか？

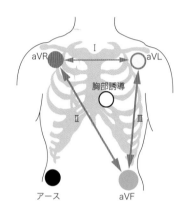

＜5点誘導法＞

- 5点誘導とは、電極が5個あり、そのうちの赤、黄、緑が四肢誘導をモニターするための電極です。また黒はアースといって余分な電気を体の外に逃がすことで波形を安定させるための電極です。
- この3つ（赤、黄、緑）で四肢誘導のⅠ、Ⅱ、Ⅲ、aVR、aVL、aVFの波形が得られます。
- さらに5個目の白の電極が、胸部誘導を得るための電極です。この白を、任意の胸部誘導部位に貼付することで、1つの胸部誘導波形もモニターできます。おそらく、「貼らなくていい」と言われたのは、白の胸部誘導電極ではなかったかと思います。すなわち、そのときは胸部誘導が必要ではなかったためではないかと思います。

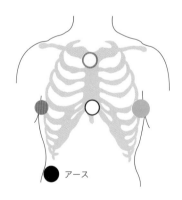

＜フィリップス5点誘導（EASI）＞

- フィリップスが開発した、別の5点誘導もあります。
- この5点誘導は、空間ベクトルという演算方法によって擬似的に12誘導心電図波形を描く方法です。

⚪ 胸骨上縁
⚪ 第5肋間胸骨下縁
⚫ 白電極と同じ高さで右腋窩中線上
⚫ 白電極と同じ高さで左腋窩中線上
⚫ 任意の位置（アース）

Q.82

バルパン のとき「 トリガー する」とは何をすることですか？

補助循環法の１つであるIABP (intra aortic balloon pumping) 通称バルパンは、冠動脈への血流量をより増やすことや後負荷の軽減という、左室の仕事を楽にさせるために、特に急性心筋梗塞で急性左心不全に陥ったような場合に、しばしば施行されます。

この原理は、下行大動脈にバルーンを挿入し、心室の拡張期にバルーンを膨らませることで、拡張期に流れる冠動脈血流量を強制的に増やすことができます。このとき、心室の拡張期にバルーンを膨らませるため、通常は心電図波形を同期させ心室の拡張期（心電図Ｔ波の終了時）にバルーン拡張を行います。この心電図同期をとることをトリガーといいます。

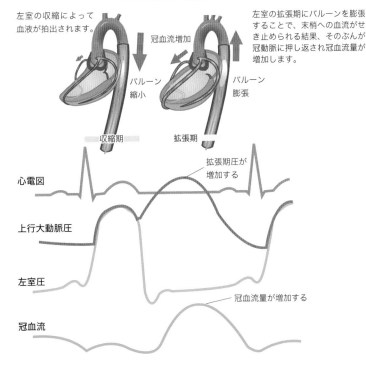

＜IABP施行時の循環＞

左室の収縮によって血液が拍出されます。

冠血流増加

左室の拡張期にバルーンを膨張することで、末梢への血流がせき止められる結果、そのぶんが冠動脈に押し返され冠血流量が増加します。

バルーン縮小

バルーン膨張

収縮期

拡張期

拡張期圧が増加する

心電図

上行大動脈圧

左室圧

冠血流量が増加する

冠血流

Q.83

看護学生の１年です。胸痛のため受診したところ、高血圧で動脈硬化と診断されました。 造影検査 を勧められましたが、検査で死亡することはありますか？

造影検査で死亡するようなことは、まずありません。特に、診断カテーテル検査で、そのような重篤な合併症を生むことはなく、安全と思ってください。

看護という業種を選択されたのであれば、自身の健康管理はきわめて重要です。自らの体を大切にしてください。

<狭心症治療に用いられる主な抗狭心症薬>

1．硝酸薬　ニトログリセリン（ミリスロール）	● 血管拡張作用…冠血管拡張、末梢血管拡張
2．β遮断薬　プロプラノロール（インデラル）	● 運動時の血圧・心拍数の上昇を抑え心筋酸素需要を低下させる ● 高血圧患者に有用
3．Ca拮抗薬　ベラパミル（ワソラン）	● 心収縮力を抑え心筋酸素消費を抑制する ● 末梢血管抵抗を下げ、血流循環を改善する ● 冠血管攣縮を抑制…房室伝導時間の抑制
4．降圧薬　ニコランジル（シグマート）	● 血管拡張作用…冠血管攣縮寛解作用
5．その他の冠拡張薬　ジピリダモール（ペルサンチン）	● 冠血流増加作用に加えて、抗血小板作用を有し、血栓・塞栓の抑制作用がある

<抗血小板薬・抗凝固薬>

動脈硬化が起こると、その血管内周辺に血小板凝集が起こりやすくなる。これを防止するためにアスピリン（抗血小板薬）やワーファリン（抗凝固薬）が用いられる

Q.84

カテ室勤務の看護師です。以前は手術室勤務でした。外科医師はカテ室でも「**手術時手洗い**」をしますが、循環器医師は簡単に済ませる人もいます。看護師は「**衛生的手洗い**」を実施しますが、「手術時手洗い」のほうがよいのではないでしょうか？ 心臓カテーテル検査治療における術者の手洗いについて教えてください。

A

　ズバリ言いますと、カテーテル検査を行うスタッフは当然外科医と同等のしっかりとした手洗いを行うべきです。

　ともするとカテ室では清潔という概念が多少あいまいになりやすく、例えばカテ室看護師や技師たちは帽子やマスクを正しく着用し、清潔、不潔の概念をしっかりと理解していても、カテーテル検査を行う医師らのなかには多少ズボラな人もいまして、ボス格の医師がマスクや帽子を着用せずにカテーテル検査を行うようなこともあります。そのような場合、カテ室スタッフが勇気をもって注意すべきです。

　基本的に手術室と同等の清潔管理がカテ室にも必要となります。そのためカテ室には常にその環境を維持するための「口うるさい番人」が、少なくとも1人常駐している必要があります。

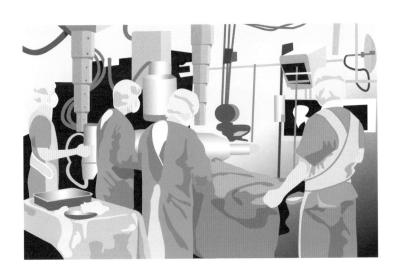

その他

Q.85

血液透析の患者さんで、手首に シャント をもっている人はシャントスリルが強く、心電図を撮ると筋電図が入ってしまいます。そういった場合、鎖骨下に両上肢の 電極 を装着しています。それでも適切な心電図は得られますか?

Ⓐ

　普段使っているモニター誘導は四肢誘導の第Ⅱ誘導です。この誘導は心電図のP波やR波が最も明瞭に描かれることが特徴です。

　ただ、何らかの理由で第Ⅱ誘導が使えない場合には、他の誘導に変えることになります。しかし誘導を変えたとしても心電図波形に大きな問題が発生するわけではなく、ただ多少波形が小さくなったり、形が変化することはあります。例えば、不整脈の有無を判定することが主な目的であれば、まず問題なくモニターできます。また、電極を貼る位置を変えた場合、モニター誘導はプラス電極（通常は緑の電極）が目の位置に相当し、そこからマイナス電極（通常は赤の電極）の方向を眺めていると考えます。そのため、心臓をどの方向から眺めているのかについて知っておく必要はあります。

関連する項目 Q.87

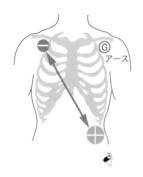

普段のモニター誘導は第Ⅱ誘導で、心臓を左腰あたりから眺めています。

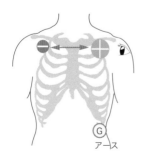

もし、プラスの電極（通常は緑）を左肩に移した場合は、四肢誘導の第Ⅰ誘導に近い波形が登場します。

Q.86

「 デコる 」という言葉を聞いたのですが、どういう意味でしょうか。

　デコるとかデコッたというのは心不全（decompensation）の意味です。正しくはcardiac decompensationです。

　病院内には隠語が数々あり、心不全はデコッたといい、死亡のことをステッた、これはドイツ語のsterben（ステルベン）からきています。ベジるは植物状態になったこと、アポる、あるいはアポッたは脳卒中〔apoplexy（アポプレキシー）〕、さらに指導医はオーベン、研修医やアルバイトはネーベン、病状を説明することをムンテラなどといいます（mund＝口 と therapie＝治療の造語）。また、食事に行くことをエッセン（essen＝食べる）に行く、患者から情報を収集することをアネムネ（anamnese＝病歴）をとるといいます。退院をエント（ENT＝entlassen）、頻脈をタキる（tachycardia）、浮腫がエデーマ（edema）、心停止をアレスト（arrest）などといいます。隠語であっても一般に知られている言葉として手術をオペ、診療記録のカルテなどがあります。また、患者のことをクランケ（最近あまり使わなくなっています）といいます。これらの言葉は主にドイツ語が語源ですが、日本式に変えているものも多く、まさに隠語になっています。

<その他（縦書き）>

<用法例>

> クランケがデコっちゃってね、もともとアポってて、タキッてたことが原因なんだけど、それをネーベンに任せたから、ちゃんとムンテラせず、アネムネもとってなくって、自分だけ先にエッセンに行っちゃって、後でオーベンの先生からひどく注意されていたよ。

通常の会話では…
患者さんが急性心不全になって、もともと脳卒中で、頻脈だったことが原因だったけれど、それを研修医に任せたら、ちゃんと病歴とっていなくて、自分だけ先に食事に行っちゃって、後で指導医の先生からひどく注意されていたよ。

Q.87

モニターで HRが300以上 にも上昇して、モニター上はギザギザなのに患者さんはいつもと変わらない場合、モニターの機械自体に異常があるのでしょうか?

A

　おそらく、**アーチファクト**（人工産物）の混入と思います。いわゆるノイズで、心電図以外の現象が乗っかった可能性があります。

　普段のモニター誘導は第Ⅱ誘導で、電極を左右の肩と左の腰に装着しています。そのとき、特に、右腕を動かしたり力が入ることで筋肉の緊張が起こり、それによって筋電図が混入することや、体動そのものが心電図波形を揺らすことでアーチファクトが混入しやすくなります。

　このような場合、右肩の電極を胸骨の上部付近（胸骨柄）に移すことで解決できます。

関連する項目 Q.85

右肩の電極が肩や腕についている場合に、アーチファクトが発生しやすいです。

右肩の電極の位置を胸骨の上（胸骨柄付近）に移すことで、アーチファクトの発生を防ぐことができます。

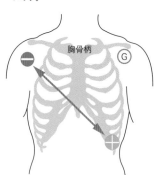

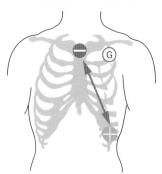

＜アーチファクトによって発せられる間違ったアラームの例＞

アラーム項目	アラームの意味	誤って判断した原因
asystole	心静止	電極外れ、洞停止
V fib	心室細動	電極外れ
V tachy	心室頻拍	体動によるアーチファクト
VPC run	期外収縮連続	体動によるアーチファクト
couplet	2連発	体動によるアーチファクト
bigeminy	2段脈	ペーシングスパイク

Q.88

看護サマリーに「フェラーなし」と書いてあり
ました。 **フェラー** とは何でしょうか？

failure（フェラー）のそのままの意味は「失敗」とか「不成功」です。例えば、メール送信しても相手に届かなかった場合、「failure（失敗）notice（通知）」と返ってきたりします。

ただ、医療、特に循環器の分野では不全という意味で使われます。例えば、cardiac (heart) failureは心不全の意味です。あるいはペースメーカが正しく仕事ができていない状態ではpacing failure（ペーシングフェーラー）、あるいはsensing failure（センシングフェーラー）などといいます。看護サマリーにフェラーなしと書かれていた場合、またそのときペースメーカを使っている場合には、ペーシングあるいはセンシングのフェーラー（不全）がないという意味だと思います。

関連する項目 Q.67

＜主な用例＞

cardiac failure：心不全
renal failure：腎不全
hepatic failure：肝不全
pacing failure：ペーシング不全
sensing failure：センシング不全

その他

ペーシングフェーラー

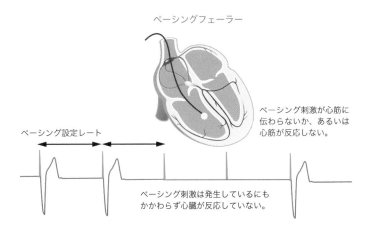

ペーシング設定レート

ペーシング刺激が心筋に伝わらないか、あるいは心筋が反応しない。

ペーシング刺激は発生しているにもかかわらず心臓が反応していない。

Q.89

右胸心患者 さんの 12誘導 の電極のつけ方を教えてください。
また、時折12誘導でRV3、RV4の波形が見たいと医師に言われることがあるのですが、電極のつけ方がよくわかりません。すべて右側につけるのでしょうか？

A

　胸部誘導で右側に電極をつける、いわゆる右側胸部誘導は、まず胸部誘導のV4から右側に変えていきます。すなわち、胸骨第5肋間と右側鎖骨中線の交差するポイントがV4Rになります。その場所とV1の中間がV3Rです。以降、V4Rの高さと右腕前腋窩線とが交差する点がV5R、さらに右腋窩中線との交点がV6Rになります。

　この場合の注意点は、まず四肢誘導の関係は変えないということと、V1、V2は、そのままに置いておきます。もし、V1とV2を入れ替えた場合にはV1R、V2Rとする言い方もあるのですが、これは本来のV1、V2の関係と多少混同することもあり、基本はV1とV2はそのままにしておきます。

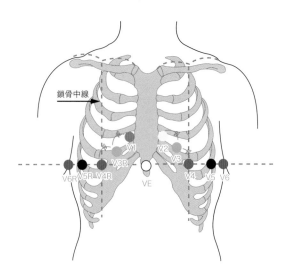

＜右側胸部誘導の位置＞

Q.90

12誘導心電図 を伝票に貼ろうとしたとき、長くてどこを残そうかと考え
ていたら「最後の コウセイ を残すようにしてください」と言われました。
なぜその波形が必要なのですか？

較正（こうせい）とは心電図の波高を計測するために基準として使用する1mVを1cm
の高さとして表現している波形です。この波形を使って、特に心電図R波の高さを計測す
る基準にします。

また、心電図R波高が大きすぎて、そのために記録の感度を1/2として記録を行った
ような場合、記録波形が1/2であることを確認するためにも使います。もし、この較正
波が記録されていないと、その波形の感度がいくらであったのかの判断を間違って、波
高のレベルの判断を誤ってしまうことがあります。

<左脚ブロックの例>

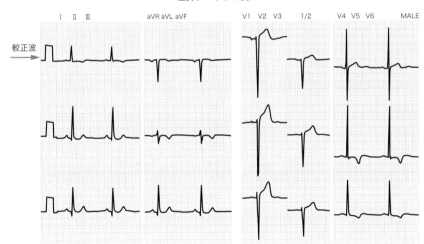

V1、V2、V3波形については感度を1/2に変え
た波形も記録されています。

Q.91

血液中の カリウム が上昇すると、なぜ VF になったりするのですか？

A

　心臓で仕事をする心筋細胞は電解質 (Na、K、Caなど) を使って活動を行っています。そのなかのカリウム (K) は心筋細胞が電気的エネルギーを蓄える (充電、正しくは再分極) ときに使っています。

　簡単にいうとこのKが高まると、エネルギー充電がうまくできなくなり、その結果、Kが10mEqを超えると心室細動 (VF) に陥ってしまうことがあります。

　もう少し詳しく説明すると、もともと細胞内 (血球内) に多く存在するKが細胞外 (血漿側) に出ていくことで充電ができます。しかし、血漿側のKが高まった状態 (高カリウム血症) になると細胞内のKが細胞外に出ていきにくくなってしまうことで充電が不安定になるのです。特に、腎機能が低下することで高K血症が起こりやすく、注意が必要です。

<カリウム変化と心電図の関係>

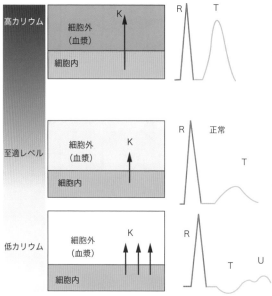

* 高カリウムの場合、これは出ていく先の濃度が高い状態にあり、そのためKは短時間で飽和してしまいます (充電が早くできる)。その結果、T波は先鋭化します。
* さらにKが高まった状態になると心筋の電気的活動そのものがうまく行えず、心室細動のような危険な不整脈の発生につながります。

* 低カリウムとは、出ていく先の濃度が低くなった状態です。このような場合にはKは長い時間をかけて、いつまでも出ていくことになります (充電に時間がかかる)。
* その結果、充電過程の波形T波を逆転させ、U波という特殊な波形が登場します。充電を長く行うことは決して好ましい状態ではなく、これが心室性の不整脈 (心室性期外収縮、心室頻拍) が発生する原因となります。

Q.92

左室肥大 の人の心電図の特徴はありますか？
なぜそうなるのですか？

A

　左室肥大になると、ちょうど左室で仕事をする心筋細胞の数が増えたような状態で、そのための生み出す電気的エネルギーが大きくなり心電図R波が高くなります。特に胸部誘導のV5でR波が25mm以上の高さになると、左室肥大と判断します。

　左室肥大を生む原因疾患の代表が高血圧症です。血圧が高いということは、それだけの力を振り絞って左室が血液を送り出している状態で、そのために左室はスタッフの数を増やしてがんばるため、結果として左室が分厚くなります。

<左室肥大の１例>

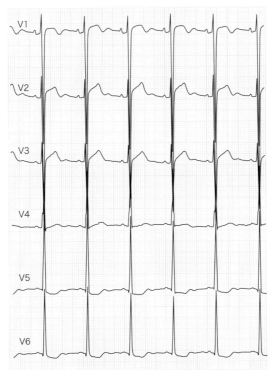

V5の誘導でR波が25mmを超えています。

Q.93

心停止 と 心静止 、 アシストール と アレスト は違う状態なのでしょうか。私はどちらも同じ意味と考えていました。ある患者さんのモニター波形がフラットになったとき、「アレストです！」と言って胸骨圧迫をしました。その後、中央モニターを見ると、アシストールとなっていました。もし2つの意味が異なり、対応の仕方が違ったとしたら…と不安になりました。

A

　心停止 (cardiac arrest) とは、血液を拍出するという心臓の機能が停止した状態で、これは心静止 (asystole or cardiac standstill) や心室細動 (VF)、無脈性電気活動 (PEA) などによって起こります。

　このうち、心静止は心臓が機械的、電気的にまったく活動しなくなった状態で心電図波形は平坦になります。一方、アシストール (asystole) は無収縮という意味で、心臓 (左室) の一部あるいはすべてにおいて機械的収縮ができなくなった状態を指します。

無脈性電気活動
pulseless electrical activity (PEA)
モニター上では心電図様の波形が認められるものの脈を触知できない状態を指し、心室頻拍や心室細動、心静止以外の状態をいいます。以前は、電導収縮解離 (electro-mechanical dissociation：EMD) という言葉も、このPEAと同じような意味で使われていましたが、EMDの概念が明確でないことから今ではあまり使われません。PEAとなる原因には、心筋梗塞、心タンポナーデ、アシドーシス、緊張性気胸、低体温、高/低カリウム血症、低酸素、肺塞栓、薬物中毒などがあります。ただちに適切な蘇生法と元の原因疾患に対する対策が必要です。

心静止 (asystole)

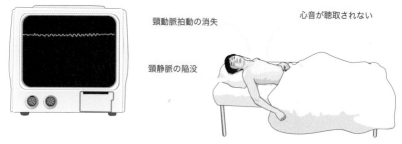

頸動脈拍動の消失

心音が聴取されない

頸静脈の陥没

心静止は、心疾患あるいは他の重篤な疾患に陥り、ついには心臓の活動が停止した状態を指し、死期にさしかかった状態です。脈は触れず、心音も聴取されません。除細動は有効ではなく心臓マッサージが唯一の蘇生法となります。

モニター上は、R波 (それらしき波形) が、およそ6/分以内となった状態が心静止で、P波はときに観察できる場合もあります。一方、R波が11/分以上ある場合にはPEA (無脈性電気活動) と解釈されます。

Q.94

 心嚢水 が貯留している 腎不全 の80歳代女性の患者さんのことです。透析後半に血圧が高くなり（BP 150台→180台）、胸部不快の訴えがありました。EFは65、脈拍に不整があります。徐水しても心嚢水の量は変わらず、本人は心嚢水について不安があり、行動も制限しています。医師からは、このままでいくと心臓がもたないだろうと言われているようです。この患者さんの心臓の状態を知るには、どのような情報を集めるとよいのでしょうか？　心嚢水が貯留したままの心臓はどれぐらい危険なのでしょうか？　また心電図にはどのような異常が現れるのか、知りたいです。

A

まず、透析後半に血圧が上昇するという点ですが、除水によって容量低下が起こると、心臓は反応的に心拍を速めます。これは左室容量が減少することが心拍出量の減少をまねき、それを補うために脈拍数を上げて心拍出量を下げなくするための対応です。またEFが65％ということは左心機能そのものに低下はなく、そうすると心拍数を上げ、心拍出量も増加する方向に向かいます。それによって血圧も上昇しているのではないかと推察できます。

ただ、問題は心嚢水のたまり具合で、その程度を判断するためには心エコーの検査が最も手軽で正確です。それによって左心機能の評価も行えるので、まずは、心エコーで見ることが必要と思われます。

心電図の変化としては、心嚢水の貯留によって心臓を包む心膜との間に水が多く存在すると、心臓から発せられた電気的エネルギーが体表に十分に伝わらないことから低電位を示します。特に四肢誘導波形のR波が低くなってしまいます。ただ、それによって左心機能が低下しているかまでは心電図では十分な判断ができず、やはり、この場合も心エコーの検査で確かめることが大切です。

<心嚢液貯留>

波高低下

水が邪魔をする

Q.95

よく **心不全** といいますが、それぞれ原因の疾患や症状がありますよね。例えば心筋梗塞、ST上昇など。では心不全は何？　という疑問にぶつかり、まわりに聞けず悩んでいます。

　心不全とは何らかの原因疾患によって心臓の機能が低下した状態を指す言葉です。もともと「不全」とは、その臓器の機能が低下した状態で、腎臓の機能が低下すると腎不全、肝臓の機能が低下すると肝不全になります。

　そのため、心不全と判断された場合、何が原因となって心機能の低下が起こったのかを考える必要があります。ときには原因不明で心不全状態に陥る場合もありますが、まずは元の原因をつきとめて、その治療を行い心不全を改善するという対策をとります。

関連する項目　Q.99

＜Framingham（フラミンガム）心不全診断基準＞

大項目を２項目、あるいは大項目を１項目および小項目を２項目有するもの

大項目
　発作性夜間呼吸困難あるいは起座呼吸
　頸静脈怒張
　ラ音聴取
　心拡大
　急性肺水腫
　Ⅲ音奔馬調律
　静脈圧上昇　>16cmH$_2$O
　循環時間　≧25秒
　肝頸静脈逆流

小項目
　下肢の浮腫
　夜間の咳
　労作時呼吸困難
　肝腫大
　胸水
　肺活量最大量から1/3低下
　頻脈（心拍≧120拍/分）

大または小項目
　治療に反応して５日で4.5kg以上体重が減少した場合

Q.96

不整脈の薬などでは「 変力 と 変時 はどうなのか が大事」と言われました。どういう意味ですか？

A

変力作用（inotropic action）とは心筋の収縮性に対する作用で、それを強めるものを陽性変力作用（強心作用）、収縮性を弱めるものを陰性変力作用（弱心作用）といいます。

一方の変時作用（chronotropic action）とは心拍数を変化させる作用で、心拍数を速めるものを陽性変時作用、遅らせるものを陰性変時作用といいます。例えば、交感神経が緊張すると洞結節の号令回数が増え心拍数が増加します。これは変時作用を強めた状態で、陽性変時作用になります。さらに、交感神経の緊張によってノルアドレナリンが分泌されると心筋の収縮力が高まります。これが変力作用で、陽性変力作用になります。

逆に、迷走神経が緊張すると脈の数が少なくなり陰性変時作用が起こり、また心筋の収縮能も抑制され陰性変力作用が生まれます。例えば、βブロッカーは交感神経からの指令を受ける受容体を遮断する作用を有し、それで脈が静まります。また心筋の活動性も抑制されることから、陰性変時作用と陰性変力作用を有することなります。

受容体のボタンを押すことで、交感神経の刺激が心臓に伝わる

そこを遮断する

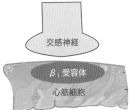

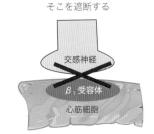

交感神経系のβ₁受容体を刺激すると、活動電位（脱分極）の勾配が急となり頻脈が生まれます。

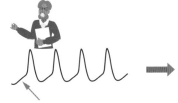

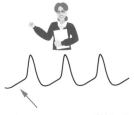

交感神経が刺激されると、この勾配が急峻となります。

βブロッカーによって交感神経が抑制されると勾配が緩徐となります。

101

Q.97

患者さんの 体位変換 をしたときに、モニター心電図の波形も変わるのはなぜですか？

A

体位が変化することで心電図波形は微妙に変化します。これは、体位の変化によって心臓の位置関係が変わることが理由です。

例えば、左側臥位になると心臓は、より左方向に寄せられます。逆に右側臥位では右側寄りに偏位します。モニター心電図（通常は第Ⅱ誘導）では左腰の電極の極性がプラスで、そこから心臓を眺めている関係です。そのために、心臓の位置が変わると相対的に眺める位置が変化したこととなり、心電図波高が変わります。

仰臥位

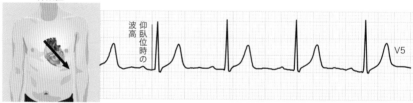

左側臥位

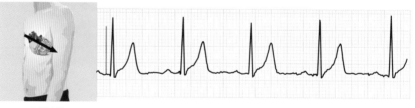

右側臥位

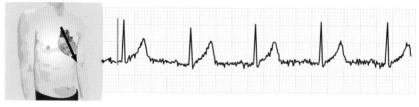

Q.98

心房細動 の患者さんに 除細動 をかけるときに、同期 させるのはなぜですか？

A

　除細動器には同期・非同期という設定切り替えがついているタイプがあります。普段、その設定は非同期になっています。同期とは何かというと、除細動器に心電図波形を認識させる（同期する）ことです。これは通常の除細動で、特に心室細動（VF）時にはすぐ除細動を行うわけですが、もし心房細動（AF）を除細動治療する場合、いきなり除細動を行うと、その電気信号がちょうど心電図のR波頂点付近に乗るとR on Tという現象で心室細動を引き起こす可能性があります。

　それを防ぐ目的に、心電図を除細動器が認識しT波の山の頂点を避けて除細動信号を発する方法をとります。これを同期型除細動とかカルディオ・バージョンなどといいます。

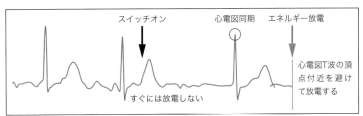

カルディオ・バージョン

　心室頻拍や心房細動に対して除細動を行う場合、心室の活動期（受攻期）に通電刺激を行うと、それによって心室細動を引き起こす危険性があります。そのため、この場合は心電図をモニターし、心電図R波に同期をかけて、心電図波形のT波の終わり以降のタイミングに通電します。これをカルディオ・バージョンといいます。

スイッチオン　　　　　　　心電図同期　　エネルギー放電

すぐには放電しない

心電図T波の頂点付近を避けて放電する

　カルディオ・バージョンを行う場合、スイッチをオン（放電）とすると、次の心電図R波を認識した後、心室の拡張期にエネルギーが放電されます。

Q.99

高血圧 が継続すると、なぜ **心不全** になるのですか？　末梢血管抵抗が強く、前後負荷が持続することによって心不全に移行するのでしょうか？

Ⓐ

　高血圧は当然血圧が高いわけですが、なぜ高いのかというと、主に末梢血管抵抗の増大が原因です。血管抵抗が高いということは、普段以上の力を発揮しないと左心室は血液を大動脈側に送り出すことができなくなっている状態です。この状況が長く続くと心臓（左室）は、心臓で仕事を行うスタッフの数を増やします。これが左室肥大をまねきます。左室が分厚くなった肥大という状態は、スタッフの数が増えた、すなわち心筋の酸素消費量が増大した状態です。一方の心臓に血液を供給する冠血流量が減ってはいないものの増えてもいない状態です。ということは相対的に減ったような状況になっています。これによって虚血が起こりやすくなります。

　もう1つ、分厚い心筋は収縮はできるものの拡張しにくい状態に陥っています。これが拡張不全というもので、これも心臓から送り出される血液量が減少しやすくなります。これらの問題によって高血圧は心不全をまねく原因疾患となります。

関連する項目 Q.95

<高血圧による心臓の肥大>

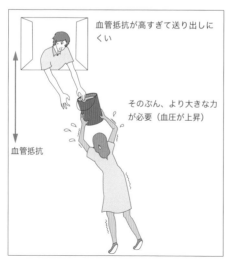

血管抵抗が高すぎて送り出しにくい

そのぶん、より大きな力が必要（血圧が上昇）

血管抵抗

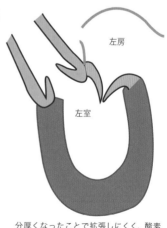

左房

左室

分厚くなったことで拡張しにくく、酸素消費量も増えて虚血をまねきやすくなります。

Q.100

脳神経外科の看護師です。毎週1回勉強会がありますが、医師は「若い人しか聞きに来なくていい」などと言います。経験年数が多くても 勉強する 姿勢 が大切ですよね。

A

まったくそのとおり、当然です。

何歳になっても、常に勉強することが大切です。その医師は冗談のつもりかもしれませんが、言ってよい冗談と、言ってはいけないことがあります。経験が増すごとに疑問点も増えてきて、そのつど、新しい発見もあります。

私が開催している心電図セミナーに参加される看護師で60歳代の方もけっこうおられます。いくつになっても勉強しようとする姿勢に、こちらも勉強になります。まだまだ若い者には負けませんよ、という気鋭が大切で、常に新しい知識を吸収することで気持ちも若返ります。

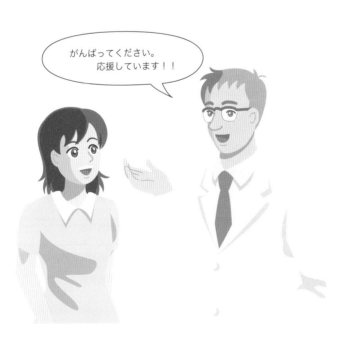

がんばってください。
応援しています！！

本書に出てくる心電図関連の略語一覧

略語	フルスペル	日本語
AF	atrial fibrillation	心房細動
AFL	atrial flutter	心房粗動
AIVR	accelerated idioventricular rhythm	促進性心室固有調律
APC	atrial premature complex	心房性期外収縮
BTS	bradycardia-tachycardia syndrome	徐脈頻脈症候群
DAD	delayed after depolarization	遅延後脱分極
EAD	early after depolarization	早期後脱分極
EMD	electro-mechanical dissociation	電導収縮解離
IABP	intra aortic balloon pumping	大動脈内バルーンパンピング
JET	junctional ectopic tachycardia	房室接合部性頻拍
NSVT	non sustained VT	非持続型心室頻拍
PAC	premature atrial complex	心房性期外収縮
PAF	paroxysmal atrial fibrillation	発作性心房細動
PAT	paroxysmal atrial tachycardia	発作性心房頻拍
PCI	percutaneous coronary intervention	カテーテル治療 (経皮的冠動脈インターベンション)
PEA	pulseless electrical activity	無脈性電気活動
PM	pacemaker	ペースメーカ
PSVT	paroxysmal supraventricular tachycardia	発作性上室頻拍
PVC	premature ventricular contraction	心室性期外収縮
S-A block	sinoatrial block	洞房ブロック
SR	sinus rhythm	サイナスリズム
SSS	sick sinus syndrome	洞不全症候群
S-VPC	supraventricular premature contraction	上室性期外収縮
Tdp	torsade de pointes	トルサード・ド・ポアンツ
VPC	ventricular premature contraction	心室性期外収縮

索 引

本書は、『ハート先生の心電図問答100選』
（市田聡著，心臓病看護教育研究会編，医学同人社，2017年発行）を改訂・改題したものです。

ハート先生の心電図なんでも質問箱

2024年2月5日　第1版第1刷発行

著　者　市田　聡

発行者　有賀　洋文

発行所　株式会社 照林社

〒112-0002

東京都文京区小石川2丁目3-23

電　話　03-3815-4921（編集）

03-5689-7377（営業）

https://www.shorinsha.co.jp/

印刷所　共同印刷株式会社

検印省略（定価はカバーに表示してあります）

ISBN978-4-7965-2608-1

©Satoshi Ichida/2024/Printed in Japan